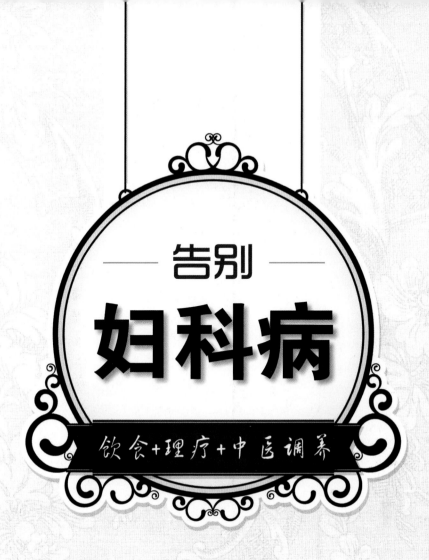

告别

妇科病

饮食+理疗+中医调养

赵春杰　主编

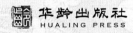

U0314004

华龄出版社
HUALING PRESS

责任编辑：郑建军

责任印制：李未圻

图书在版编目（CIP）数据

告别妇科病 / 赵春杰主编． -- 北京 ： 华龄出版社，
2020.12

ISBN 978-7-5169-1800-5

Ⅰ．①告… Ⅱ．①赵… Ⅲ．①妇科病－防治 Ⅳ.
① R711

中国版本图书馆 CIP 数据核字（2020）第 256532 号

书　　名：告别妇科病

主　　编：赵春杰

出版发行：华龄出版社

地　　址：北京市东城区安定门外大街甲 57 号　　邮　　编：100011

电　　话：010-58122246　　　　　　　　　传　　真：010-84049572

网　　址：http://www.hualingpress.com

印　　刷：河北松源印刷有限公司

版　　次：2021 年 5 月第 1 版　　　2021 年 5 月第 1 次印刷

开　　本：710mm×1000mm　　1/16　　　　印　　张：14

字　　数：200 千字

定　　价：68.00 元

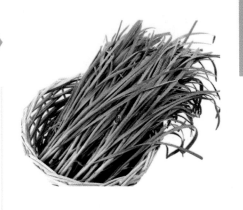

第一章　女性生理——结构与病症常识

第二章　膳食内调——防治妇科病

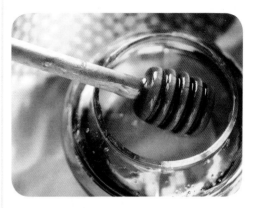

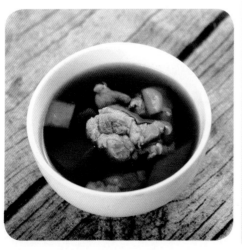

第三章　防治妇科病——中药材来帮忙

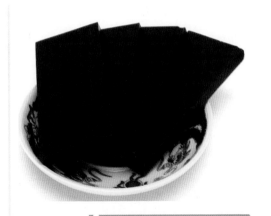

第四章　小穴位大功效——妇科疾病一扫光

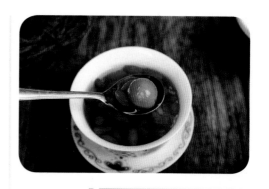

第五章 中医辨证治疗——让你远离妇科病

一、月经不调

二、经间期出血

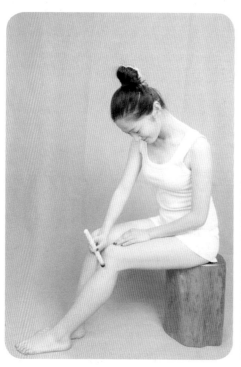

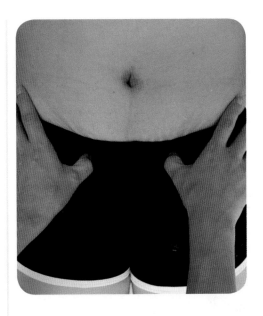

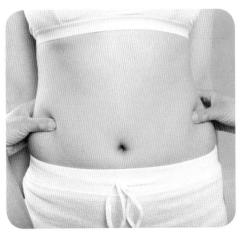

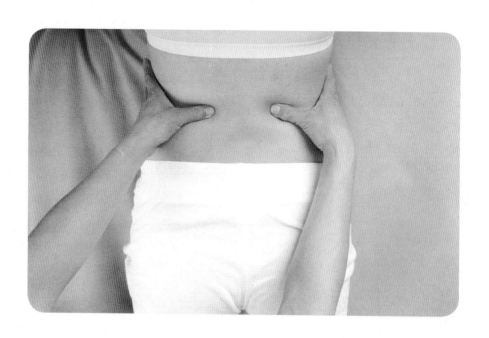

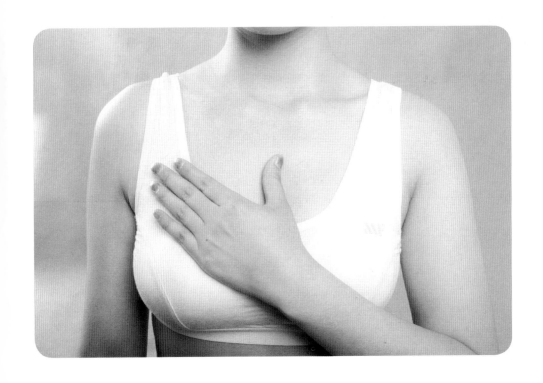

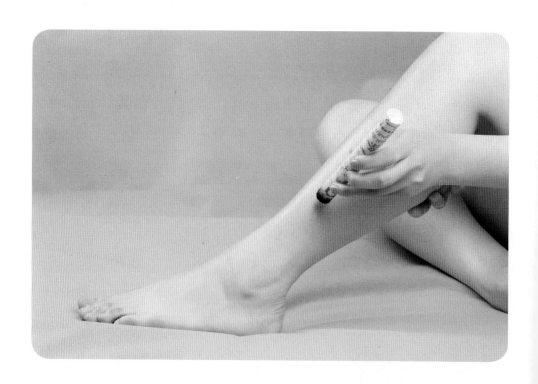

第一章

女性生理——
结构与病症常识

一、女性的生殖脏器结构

外生殖器

外生殖器为生殖器的外露部分，又称外阴。位于耻骨联合至会阴及两股内侧之间，包括阴阜、大小阴唇、阴蒂、前庭大腺、尿道口及阴道口等。

阴阜

阴阜是覆盖于耻骨联合前上方隆起的脂肪软垫，成年妇女阴阜上有阴毛丛生，呈倒置三角形分布。

大阴唇

大阴唇为阴阜两侧向下延伸的丰满皮肤皱襞，下方在会阴体前相融合，称会阴后联合。内含脂肪、结缔组织及静脉丛，创伤后易形成血肿。

小阴唇

小阴唇在大阴唇内侧，为两片薄片皱襞，皮脂腺较多，表面湿润。血管与神经较丰富，感觉灵敏。上方或前端各分为二叶，包绕阴蒂，在中线融合，上叶为阴蒂包皮，下叶为阴蒂系带；后端在阴道口下方相连。形成阴唇系带，与处女膜之间形成一深窝，称舟状窝，分娩后即消失。

阴蒂

阴蒂为圆柱形勃起组织，位于两侧小阴唇顶端，相当于男性的阴茎，分为头、体和脚三部，由海绵样组织和不随意肌组成，富含神经血管，受伤后易出血。

阴道前庭

阴道前庭为两小阴唇之间的菱形区，前方有尿道外口，后方有阴道口。阴道口有黏膜皱襞环绕一周，称"处女膜"。开口多在中央，未婚时呈圆形或半月形，亦有呈筛状者；婚后处女膜破裂呈星形裂口，分娩后因进一步撕裂而呈锯齿状隆组织，称"处女膜痕"。临床上一般可根据处女膜的形式，分辨未婚、已婚或经产者。

前庭大腺（巴氏腺）

前庭大腺（巴氏腺）位于前庭下方阴道口的两侧，开口于小阴唇内侧中、下 1/3 交界处，性冲动时分泌黏液润滑阴道，有炎症时管口发红，如腺管闭塞，可形成脓肿或囊肿。

会阴

会阴为阴道口和肛门之间的一段软组织，由皮肤、肌肉及筋膜组成。由会阴浅横肌、会阴深横肌、球海绵体肌及肛门外括约肌等肌腱联合组成的中心腱，称"会阴体"，厚 3～4 厘米，表层较宽厚，深部逐渐变窄呈楔形。会阴是骨盆底的一部分，起重要支持作用。分娩时会阴部所受压力最大，保护不好可造成裂伤，如不及时处理，日后可发生膀胱及（或）直肠膨出以及子宫脱垂等。

内生殖器

内生殖器包括阴道、子宫、输卵管及卵巢，后二者常被称为子宫附件。

阴道

阴道为性交器官及排出月经、带下、恶露与胎儿娩出的通道。呈扁平管状，外窄内宽，顶端有子宫颈凸出，环绕子宫颈周围的部分，称"阴道穹窿"。分为前后左右四个部分，以后穹窿较深。阴道前壁长7～9厘米，以一层较薄的疏松结缔组织与尿道及膀胱相隔。后壁长10～12厘米，上段仅有很薄的组织（仅有阴道壁和子宫直肠陷凹的一层腹膜）和腹腔隔开，中段为一层较薄的疏松结缔组织与直肠相隔，上段和出口与直肠及会阴毗邻。阴道黏膜有很多皱襞，黏膜下肌肉层及疏松结缔组织，伸展性很大。阴道黏膜无分泌腺，细胞含有糖原，经阴道杆菌分解后产生乳酸，使阴道保持一定的酸度（pH4.5），有防止致病菌繁殖的作用。

子宫

子宫是产生月经和孕育胎儿的器官，位于骨盆腔中央，在膀胱与直肠之间，如倒置、前后略扁的梨形，子宫大小与年龄及生育有关，未产者约长7.5厘米、宽5厘米、厚3厘米，子宫可分为底、体与颈三个部分，上2/3为"子宫体部"；体的上部两侧输卵管入口线以上稍隆突部分为"子宫底部"，下1/3为"子宫颈部"，子宫颈下半部分伸入阴道称"宫颈阴道段"，上半部分为"宫颈阴道上段"。宫腔呈倒置三角形，深约6厘米，上方两角为"子宫角"，通向输卵管。下端狭窄为"峡部"，长约1厘米，其下通向宫颈管。峡部上界因解剖上较狭窄，有人称之为"宫颈解剖内口"，下界因黏膜在此由子宫内膜转变为宫颈内膜，称"宫颈组织内口"。峡部在妊娠期逐渐扩展，临产时形成子宫下段。宫颈管为梭形，上为内口，下开口于阴道，为宫颈外口，未产者呈圆点状，已产者因分娩时裂伤，多呈"一"字形。宫颈以外口为界，分为上下两唇。宫颈宽1.5～2.5厘米，硬度如软骨。输尿管由上向下在距宫颈侧仅2～2.5厘米处，在子宫动脉的后方与之交叉，再向下经阴道侧穹窿顶端绕向前方进入膀胱壁。宫体与宫颈比例因年龄而异，婴儿期为1：2，青春期为1：1，生育期为2：1，子宫正常稍向前弯曲，前壁俯卧于膀胱上，与阴道几乎成直角，位置可随膀胱直肠充盈程度的不同而改变。

子宫韧带

子宫共有三对韧带支持。

1. 阔韧带

阔韧带是子宫浆膜前后叶在子宫两侧会合后形成如翼形的腹膜皱襞，

两侧向盆壁伸展，与腹膜壁层相延续，其间主要含有少量结缔组织及丰富的血管。阔韧带的上缘为游离部分，内侧 2/3 包绕输卵管，外侧 1/3 由输卵管伞端延达盆壁，称"骨盆漏斗韧带"（简称盆漏斗韧带），卵巢动、静脉由此韧带穿过。在阔韧带下部，横行于子宫两侧和骨盆侧壁之间为一对坚韧的平滑肌与结缔组织纤维束，是固定宫颈、维持子宫位置的主要结构，称"主韧带"。子宫动、静脉及输尿管贯穿其间。

2. 圆韧带

圆韧带为一对近圆形的肌纤维束，有腹膜覆盖。起于子宫底两角输卵管的前下方，向前向外延续，通过腹肌沟管止于阴阜及大小阴唇内，有维持子宫前倾的作用。

3. 子宫骶骨韧带

子宫骶骨韧带由宫颈后上方两侧向后伸延，绕过直肠两侧，止于第二、第三骶骨前的筋膜，将宫颈向后上方牵引，有间接维持子宫前倾的作用。

输卵管

输卵管位于子宫底的两侧，长 8～14 厘米，由内向外分为四部，即间质部，为通过子宫肌壁的部分，管腔狭窄，长约 1 厘米；峡部，为紧连子宫角的较狭窄部分，长 2～3 厘米；壶腹部，为外侧较宽大部分，长 5～8 厘米；伞端或漏斗部，为输卵管末端，形似漏斗，游离端有很多细伞，开口于腹腔。输卵管由腹膜、肌织膜及黏膜三层组成，黏膜有很多皱襞，愈近伞端愈厚，皱襞也愈多。炎症可造成黏膜粘连，致管腔变窄或堵塞，可引起输卵管妊娠或不孕。黏膜表面为单层高柱状细胞，其中有分泌细胞及纤毛细胞，纤毛向宫腔方向摆动。肌织膜与黏膜相反，愈近子宫愈厚，收缩时使输卵管向宫腔方向蠕动，加上纤毛的摆动，有助于卵子或受精卵向宫腔输入。

卵巢

卵巢为女性生殖腺，有产生卵子及女性性激素的功能。卵巢呈扁椭圆形，左右各一，成年妇女的卵巢约 3.5×2.5×1.5 厘米大小，色灰白，位于阔韧后方输卵管之下，由卵巢系膜与阔韧带后叶相连，内侧借卵巢固有韧带与子宫相接，外侧与盆漏斗韧带相连。卵巢由里向外为髓质、皮质、白膜及表面上皮。髓质内含大量血管、神经和淋巴管；皮质含有大量处于不同发育阶段的卵泡及黄体和白体等。白膜为一层白色纤维组织，外覆单层立方形上皮细胞，为表面上皮。

二、女性一生各期的生理特点

女性生命中的不同阶段根据年龄可分为新生儿期、儿童期、青春期、性成熟期、更年期、绝经期及老年期等，每个阶段都有它的生理特点。它是一个不断发展的过程，没有截然的年龄界限，可因遗传、营养、环境和气候等影响而有所差异。

新生儿期

出生4周内的婴儿为新生儿。女性胎儿在宫内受到母体性腺及胎盘所产生的性激素（主要为雌激素）的影响，其子宫、卵巢及乳房等均可有一定程度的发育，个别的有乳液分泌现象。出生后，性激素浓度骤减，可引起少量阴道出血，这些都是生理现象，一般很快会自然消失。

儿童期

从出生4周至12岁左右称儿童期。此期生殖器官处于幼稚状态。阴道狭窄，上皮薄，无皱襞，细胞内缺乏糖原、酸度低、抗感染力弱。子宫颈较子宫体长，占子宫全长2/3。卵巢狭长，卵泡虽能自主生长，但仅发育到窦前期即萎缩、退化。约八岁起，内分泌腺开始活动，逐渐出现女性特征，骨盆渐变宽大，髋、胸及耻骨前等处皮下脂肪渐增多。卵巢中开始有少数卵泡发育，但大都达不到成熟程度。11～12岁时，第二性征开始出现。

青春期

青春期是儿童到成人的转变期，是生殖器、内分泌、体格逐渐发育至成熟的阶段。丘脑下部和垂体的促性腺激素分泌增加，作用加强。卵巢增大，卵泡细胞反应性提高，进一步发育，并产生性激素。在性激素的作用下，内外生殖器官发育增大，阴阜隆起，大、小阴唇变肥厚且有色素沉着；阴道的长度及宽度增加，阴道黏膜变厚，出现皱襞，上皮细胞内有糖原；子宫体增大，为宫颈长度的两倍；输卵管增粗。

第二性征是指除生殖器官以外女性所特有征象。此时女孩的音调变高，乳房丰满隆起，乳头增大，乳晕加深，阴阜出现阴毛，腋窝出现腋毛。骨盆呈现女性型，脂肪分布于胸、肩及臀部，显现出女性特有的体表外形。

12～13岁开始有月经，第一次行经称为"初潮"。由于卵巢功能尚不稳定，所以月经不规则。初潮后一般要隔数月，半年或更长时间再来月经，一般在两年左右才渐变规则，女孩至18岁尚不见月经来潮，应查明原因。

性成熟期

性成熟期又称生育期，是卵巢生殖功能与内分泌功能最旺盛的时期。一般自18岁左右开始，历时约30年。此时为卵巢生殖功能与内分泌功能最旺盛时期。在此期间，身体各部分发育成熟，出现周期性的排卵及行经，并具有生育能力。受孕以后，身体各器官发生很大变化，生殖器官的改变尤为突出。

绝经期

绝经期是妇女由成熟期进入老年期的一个过渡时期，一般发生于44～54岁。卵巢功能由活跃转入衰退状态，排卵变得不规律，直到不再排卵。月经渐趋不规律，最后完全停止。更年期内少数妇女，由于卵巢功能衰退，可出现血管舒张障碍和神经精神症状，表现为潮红，出汗，情绪易激动，抑郁或烦躁，心悸与失眠等症状，称"绝经综合征"。

老年期

老年期一般指60岁以后的妇女，机体所有内分泌功能普遍低落，卵巢功能进一步衰退的衰老阶段。除整个机体发生衰老改变外，生殖器官亦逐渐萎缩。卵巢缩小变硬，表面光滑；子宫及宫颈萎缩；阴道逐渐缩小，穹窿变窄，黏膜变薄、无弹性；阴唇皮下脂肪减少，阴道上皮萎缩，糖原消失，分泌物减少，呈碱性，易感染发生老年性阴道炎。

三、女性的特殊生理多了解

月经——女性健康的"晴雨表"

胞宫周期性地出血，月月如期，经常不变，称为"月经"。因它犹如月亮的盈亏，海水之涨落，有规律和有信征地一月来潮一次，故又称它为"月事""月水""月信"等。明代李时珍说："女子，阴类也，以血为主，其血上应太阴，下应海潮。月有盈亏，潮有朝夕，月事一月一行，与之相符，故谓之月水、月信、月经。"

月经的生理现象

健康女子到了14岁左右，月经开始来潮。月经第一次来潮，称为初潮。月经初潮年龄可受地区、气候、体质、营养及文化的影响提早或推迟，在我国女子初潮年龄早至11周岁，迟至18周岁，都属正常范围。健康女子一般到49岁左右月经闭止，称为"绝经"或"断经"。在我国女子46～52岁期间绝经，都属正常范围。

月经从初潮到绝经，中间除妊娠期、哺乳期外，月经都是有规律地按时来潮。正常月经是女子发育成熟的标志之一。正常月经周期一般为28天左右，但在21～35天也属正常范围。经期，指每次行经持续时间，正常者为3～7天，多数为4～5天。经量，指经期排出的血量，一般行经总量为50～80毫升；经期每日经量，第一天最少，第二天最多，第三天较多，第四天减少。经色，指月经的颜色，正常者多为暗红色；由于受经量的影响，所以月经开始时的颜色较淡，继而逐渐加深，最后又转呈淡红。经质，指经血的质地，正常经血应是不稀不稠，不凝结，无血块，也无特殊气味。经期一般无不适感觉，仅有部分妇女经前和经期有轻微的腰酸，小腹发胀，情绪变化等，也属正常现象。

此外，有月经惯常两月一至的，称为"并月"；三月一至的，称为"居经"或"季经"；一年一行的，称为"避年"；终生不行经而能受孕的，称为"暗经"。还有受孕之初，按月行经而无损于胎儿的，称为"激经""盛胎""垢胎"。

月经的产生机理

月经的产生机理，是妇女生理方面的重要理论。在了解女性生殖脏器（胞宫）、冲任督带与胞宫、脏腑与胞宫、天癸等理论基础上，根据《素问·上古天真论》"女子七岁，肾气盛，齿更发长；二七而天癸至，任脉通，太冲脉盛，月事以时下"的记载，可以明确月经产生的主要过程及其环节，即"肾气—天癸—冲任—胞宫"的作用机制。

1. 肾气盛

肾藏精，主生殖。女子到了14岁左右，肾气盛，则先天之精，化生的天癸在后天水谷之精的充养下最后成熟，同时通过天癸的作用，促成月经的出现。所以在月经产生的机理中，肾气盛是起主导作用和决定作用的。

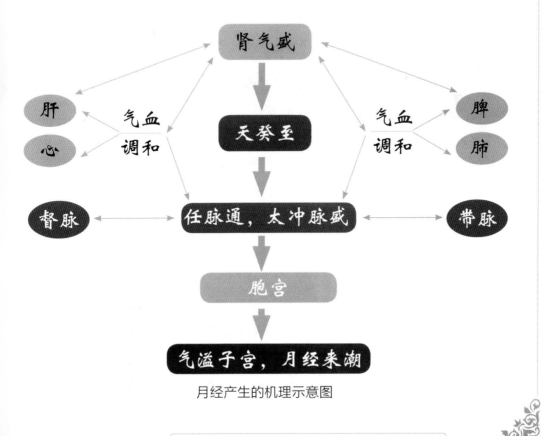

月经产生的机理示意图

2. 天癸至

"天癸至则月事以时下"，"天癸竭，则地道不通"，说明天癸是促成月经产生的重要物质。"天癸至"是天癸自肾下达于冲任（自上向下行，曰至），并对冲任发挥重要生理作用。

3. 任通冲盛

"任脉通，太冲脉盛"，是月经产生机理的又一重要环节，也是中心环节。"任脉通"是天癸达于任脉（通，达也），则任脉在天癸的作用下，所司精、血、津、液旺盛充沛。"太冲脉盛"，王冰说："肾脉与冲脉并，下行循足，合而盛大，故曰太冲。"说明肾中元阴之气天癸通并于冲脉为"太冲脉"。冲脉盛（盛，音成）是冲脉承受诸经之经血，血多而旺盛。因此"太冲脉盛"即天癸通于冲脉，冲脉在天癸的作用下，广聚脏腑之血，使血海盛满。至此，由于天癸的作用，任脉所司精、血、津、液充沛，冲脉广聚脏腑之血而血盛。冲任二脉相资，血海按时满盈，则月事以时下。血海虽专指冲脉，然冲任二脉同起于胞中又会于咽喉，这里应理解为泛指冲任而言的。

4. 血溢胞宫，月经来潮

月经的产生是血海满盈，满而自溢的理论，因此血溢胞宫，月经来潮。

5. 与月经产生机理有关的因素

这些有关因素，如脏腑、气血和督带二脉参与了月经产生的生理活动。

（1）督脉调节，带脉约束：肾脉通过冲、任、督、带四脉与胞宫相联系，同时冲、任、督、带四脉是相通的。肾所化生的天癸能够作用于冲任，同样可以作用于督带。即在天癸的作用下，督带二脉调节和约束冲任及胞宫的功能，使月经按时来潮。因此，督脉的调节和带脉的约束应该是控制月经周期性的重要因素。

（2）气血是化生月经的基本物质：气血充盛，血海按时满盈，才能经事如期。月经的主要成分是血，而血的统摄和运行有赖于气的调节，同时气又要靠血的营养，输注和蓄存于冲任的气血，在天癸的作用下化为经血。因此在月经产生的机理上，气血是最基本的物质。

（3）脏腑为气血之源：气血来源于脏腑。在经络上，五脏六腑、十二经脉与冲、任、督、带相联，并借冲、任、督、带四脉与胞宫相通。在功能上，脏腑之中心主血；肝藏血；脾统血，胃主受纳腐熟，与脾同为生化之源；肾藏精，精化血；肺主一身之气，朝百脉而输布精微。故五脏安和，气血调畅，则血海按时满盈，经事如期。可见脏腑在月经产生的机理上有重要作用。

综前所述，在"肾气—天癸—冲任—胞宫"这一月经产生机理的过程中，肾气化生天癸为主导；天癸是元阴的物质，表现出化生月经的动力作用；冲任受督带的调节和约束，受脏腑气血的资助，在天癸的作用下，广聚脏腑之血，血海按时满盈，满溢于胞宫，化为经血，使月经按期来潮。

带下

健康女子，润泽于阴户、阴道内的无色无臭、黏而不稠的液体，称为生理性带下。生理性带下的量不多，不致外渗。但在月经前期冲任血海将满之时，及妊娠期血聚冲任以养胎元之时，如雾露之溉，润泽丰厚，带下量可明显增多，或少量排出，至于经间期，阳生阴长，冲任气血正盛，带下量也可稍增。生理性带下之色，是无色透明的，有的略带白色，所以医籍中有时称"白带"。但世俗所称"白带"多是看到或感觉到量、色、质有改变的带下病，应予严格区分。生理性带下的质地黏而不稠，润滑如膏，无异臭气味。

生理性带下是精液，为肾精所化，润滑如膏，具有濡润、补益作用，流于阴股而为带下，充养和濡润前阴空窍。

妊娠

从怀孕到分娩这个阶段，称为"妊娠"，也称"怀孕"。

妊娠的生理现象

妊娠后母体的变化，明显的表现是月经停止来潮，脏腑、经络的阴血，下注冲任，以养胎元。因此妊娠期间整个机体出现"血感不足，气易偏盛"的特点。妊娠初期，由于血聚于下，冲脉气盛，肝气上逆，胃气不降，则出现饮食偏嗜、恶心作呕、晨起头晕等现象，一般不严重，经过 20～40 天，症状多能自然消失。另外，妊娠早期，孕妇可自觉乳房胀大。妊娠 3 个月后，白带稍增多，乳头乳晕的颜色加深。妊娠 4～5 个月后，孕妇可以自觉胎动，胎体逐渐增大，小腹部逐渐膨隆。妊娠 6 个月后，胎儿渐大，阻滞气机，水道不利，常可出现轻度肿胀。妊娠末期，由于胎儿先露部压迫膀胱与直肠，可见小便频数、大便秘结等现象。

妊娠的机理

女子发育成熟后，月经按期来潮，就有了孕育的功能。受孕的机理在于肾气充盛，天癸成熟，冲任二脉功能正常，男女两精相合，就可以构成胎孕。

产育

产育包括分娩、产褥与哺乳。分娩、产褥与哺乳是与女子生育后代紧密联系的三个阶段。

分娩

怀孕末期，即孕 280 天左右，胎儿及胎衣自母体阴道娩出的过程，称为分娩。预产期的计算方法是：从末次月经第 1 天算起，月份数加 9（或减 3），日数加 7，即可。如按农历计算，月数算法同上，日数加 14。孕妇分娩，又称临产，分娩前多有征兆，如胎位下移，小腹坠胀，有便意感，或"见红"等。分娩是正常的生理现象。在临产时出现腰腹阵阵作痛，小腹重坠，逐渐加重，至产门开全，阴户窘迫，胎儿、胞衣依次娩出，分娩结束。

产褥

新产后 6 周内称产褥期。分娩时的用力汗出和产创出血，损伤了阴液，整个机体的生理特点是"阴血骤虚，阳气易浮"。因此在产后 1～2 日内，常有轻微的发热、自汗等阴虚阳旺的症状，如无其他致病因素，一般短时间内会自然消失。

产后数日内，胞宫尚未复常而有阵缩，故小腹常有轻微阵痛，称"儿枕痛"。在产后 2 周内因胞宫尚未回缩到盆腔，所以小腹按之有包块。大约产后 6 周，胞宫才能恢复到孕前大小，这段时间称产褥期，同时自阴道不断有余血浊液流出，称为恶露。恶露先是暗红的血液，以后血液颜色逐渐由深变浅，其量也由多变少，一般在 2 周内淡红色血性恶露消失，3 周内黏液性恶露断绝。

哺乳

新产妇一般产后第 2 天可以挤出初乳，约持续 7 天后逐渐变为成熟乳。母乳营养丰富，易消化，并有抗病能力。分娩后 30 分钟内可令新生儿吮吸乳头，以刺激乳汁尽早分泌，让婴儿吃到免疫价值极高的初乳，增强抗病能力，促进胎粪排出，同时促进母亲子宫收缩，减少出血。母乳喂养提倡按需哺乳，即按婴儿的需要哺乳，不规定哺乳的时间和次数，婴儿饥饿时或母亲感到乳房充满时就哺乳。一般每次哺乳时间 10 分钟左右，最多不超过 15 分钟，以免乳头浸软皲裂。

产后，脾胃生化之精微除供应母体营养需要外，另一部分则随冲脉与胃经之气上行，生化为乳汁，以供哺育婴儿的需要。薛立斋说："血者，水谷之精气也，和调于五脏，洒陈于六腑，妇人则上为乳汁，下为月水。"故在哺乳期，气血上化为乳汁，一般无月经来潮，也比较不易受孕。

月经、带下、妊娠、分娩、哺乳是妇女的生理特点，这都是脏腑、经络、气血乃至天癸的化生功能作用于胞宫的结果，特别是与肾气、天癸的主导作用分不开的。

四、认识常见的妇科病

常见的妇科病有哪些

月经病

中医学认为，月经病是以月经的期、量、色、质等发生异常，或者是伴随月经周期，或绝经前后出现明显

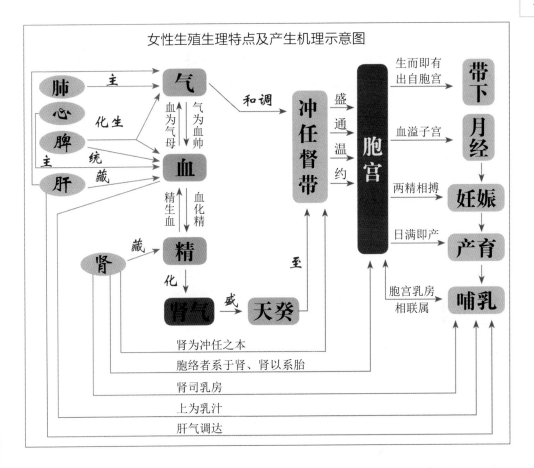

女性生殖生理特点及产生机理示意图

症状为特征的疾病。月经病是妇科临床的常见病和多发病。

常见的月经病有月经先期、月经后期、月经先后无定期、月经过多、月经过少、经期延长、经间期出血、崩漏、闭经、痛经、经行发热、经行头痛、经行吐衄、经行泄泻、经行乳房胀痛、经行情志异常、经断前后诸证、经断复来等。

带下病

带下的量明显增多，色、质、气味发生异常，或伴全身、局部症状者，称为"带下病"，又称"下白物""流秽物"。相当于西医学的阴道炎、子宫颈炎、盆腔炎、妇科肿瘤等疾病引起的带下增多。

带下病以湿邪为患，故其病缠绵，反复发作，不易速愈，而且常并发月经不调、闭经、不孕、癥瘕等疾病，是妇科领域中仅次于月经病的常见病，应予重视。

妊娠病

妊娠期间，发生与妊娠有关的疾病，称妊娠病，亦称胎前病。妊娠病不但影响孕妇的健康，还可妨碍胎儿的正常发育，甚至造成堕胎、小产，因此必须注意平时的预防和发病后的调治。

临床常见的妊娠病有妊娠恶阻、妊娠腹痛、异位妊娠、胎漏、胎动不安、滑胎、胎死不下、胎萎不长、鬼胎、胎水肿满、妊娠肿胀、妊娠心烦、妊娠眩晕、妊娠痫证、妊娠小便淋痛等。

临产病

妊娠足月，在产程中及产后 4 小时内发生的与分娩有关的疾病，称"临产病"。临产常见病有气血失调难产、交骨不开难产、胎位异常难产、胎儿异常难产、胞衣不下等病。

产后病

产妇在产褥期内发生与分娩或产褥有关的疾病，称为"产后病"。常见的产后病有产后血晕、产后血崩、产后腹痛、产后痉证、产后发热、产后身痛、恶露不绝、产后小便不通、缺乳等。

妇科杂病

凡不属经、带、胎、产和前阴疾病范畴，而又与女性解剖、生理特点有密切关系的疾病，称为"妇科杂病"。常见的妇科杂病有不孕症、子宫脱垂、妇人腹痛、癥瘕等。

前阴病

妇女前阴（包括阴户、玉门、阴道）发生的病变，称为"前阴病"。常见的前阴病有阴痒、阴疮等。

妇科病的易患人群

经常使用护垫

许多女性都以为，使用护垫可避免阴部和内裤的直接接触，有助于保持阴部环境清洁。妇科专家却认为，这种想法是很错误的，因为长期使用护垫，容易使阴部透气不良而致感染。此外，使用看似方便的内置棉条也容易增加患妇科疾病的风险，尤其是长时间不更换棉条更容易导致阴道炎症以及其他妇科疾病。

不爱锻炼者

由于女性特殊的生理结构，女性私处长期都处在潮湿的环境中，如果再加上长期久坐就容易使盆腔充血，从而导致附件和宫颈血液循环不畅，也使得阴部透气不好，这样妇科疾病就随之而来了。相反，每周进行不少于 3 次的运动，不但能够减少盆腔瘀血现象的发生，还能让盆腔肌肉的韧性变得更好。

盲目节食

随着生活水平大幅提高，不仅催生了高血压、糖尿病等慢性病，也令一些女性变得肥胖。现在最常见的一种妇科病叫多囊多卵巢综合征，也是不孕不育三大主要疾病之一，表现为肥胖、闭经、不育等。肥胖女性患子宫内膜癌的风险也大大增高。此外由于怕胖而过度节食的行为，同样会影响月经来潮，甚至经量稀少或闭经。

生活不规律

长期处于黑白颠倒的女性，患上妇科肿瘤的概率是非常高的。因为，生活长期不规律，会使机体生命节律发生紊乱，神经内分泌系统功能失调，雌激素、孕激素不平衡，进而可能导致子宫肌瘤、子宫内膜癌、乳腺癌的发生。长期上夜班的人，保持常年白天睡觉的习惯，且达到7小时睡眠要求即可。

穿紧身的、化纤的内裤

女性的私处很娇气，从美丽出发，穿化纤的或者其他材质的修身的内裤肯定会更加性感和诱人，但是从保持外阴和阴道的清洁和干燥的角度而言，穿纯棉内衣和宽松的外裤显然更有利于健康。私处炎症的预防包括注意外阴清洁，保持局部干燥，减少摩擦，勤换内裤。另外，应该把内裤与其他的衣物分开来洗，洗内衣裤最好用手工搓洗，选用肥皂，不要用加酶洗衣粉，尤其是孕妇、哺乳期妇女，更应注意。

经期同房

阴道正常酸性环境因月经血或恶露而改变，颈管和子宫颈内口及外口有轻度扩张或裂伤；正常的子宫内膜剥脱后，宫腔表面裸露、扩张的血窦及凝血块为良好的细菌滋生地，再加上机体对感染的抵抗力下降，凡此种种极易造成感染。如月经期、产褥期、人工流产后不注意卫生，如有性生活，细菌极易经黏膜而感染甚至上行引起阴道炎、子宫颈炎、盆腔炎症。

频繁使用清洗液

目前公认的阴道正常菌群中最重要的成员是乳酸杆菌，其功能主要是保护阴道不受外来菌的侵袭，是阴道的"健康卫士"，所以医学上常以阴道分泌物中乳酸杆菌的数量来确定阴道的清洁度及判断阴道自洁功能的好坏。调查证明，清洗液破坏了阴道酸碱度（pH），致病菌必然会急剧生长，所以疾病的感染率增加。而清水没有改变阴道的酸碱度，故不会破坏阴道正常菌群。

如何自我检查，及早发现"隐身"妇科病

成年女性除了要定期进行常规体检外，还应经常进行妇科自检。妇科自检最好在洗澡后进行。那么，如何进行妇科自检？

看外阴

首先，取一面小镜子，查看外阴皮肤有无异常。健康女性的外阴颜色略深于身体其他部位的肤色，阴部颜色发白或发红可能是妇科疾病的表现。其次，用手触摸一下外阴，健康外阴摸起来感觉光滑、柔软，不会有任何结节或肿块。

留意阴道分泌物

多留意阴道分泌物，如观察白带和经血的颜色、清浊等。此外，还要留意分泌物和外阴气味，正常外阴气味为清淡的腥味、汗酸味或无味，如果出现腥臭味、腐臭味或特殊的气味，可能是患病的表现。临床上常见的异常白带有以下几种：

（1）透明白带：蛋清样，但量显著增多，多为慢性宫颈炎或卵巢功能失调。

（2）白色或灰黄色泡沫状稀薄白带：滴虫性阴道炎的特征，可伴有外阴瘙痒，甲硝唑治疗有效。

（3）凝乳块状白带或豆渣样白带：念珠菌性阴道炎的特征，常伴有外阴瘙痒或灼痛，需要抗菌药治疗。

（4）灰白色稀薄腥臭味白带：常见于细菌性阴道病。它是正常生长在阴道内的细菌生态平衡失调引起的。患病时阴道内厌氧菌居多，甲硝唑治疗有效。

（5）脓样白带：黄色或黄绿色，黏稠，多有臭味。细菌所致的急性阴道炎、宫颈炎和宫颈管炎都可引起，抗菌药治疗有效。

（6）血性白带：白带中混有血液，血量可能由宫颈癌或子宫内膜癌引起，也可由宫颈息肉、重度宫颈糜烂引起。

（7）水样白带：持续有淘米水样白带，而且特别臭的，一般为晚期宫颈癌、阴道癌或宫腔内积脓。

阴道出血

（1）经量增多：月经量多或经期延长但月经周期基本正常，为子宫肌瘤的典型症状。其他如子宫腺肌病、月经失调、放置宫内节育器均可有经量增多。

（2）不规则的阴道出血：青春期少女和更年期妇女多为月经失调。

（3）不规则的长期持续阴道出血：一般多为生殖道恶性肿瘤所致，宫颈癌或子宫内膜癌多见。

（4）性交后阴道出血：性交后立即有鲜血出现，应考虑早期宫颈癌、宫颈息肉或子宫黏膜下肌瘤。

（5）两次月经中间阴道出血：发生在下次月经前14～15日，历时3～4日，且血量极少，多为排卵期出血，无大碍。

（6）经期或经后点滴阴道出血：持续极少量阴道赭红色出血，常为放置宫内节育器的副反应。

（7）停经后阴道出血：育龄妇女首先考虑与妊娠有关的疾病，如流产、异位妊娠、葡萄胎等；更年期妇女多为月经失调，但也有生殖道恶性肿瘤的可能。老年妇女出血量少，历时2～3日，多为绝经后子宫内膜脱落或老年性阴道炎；出血量较多、流血持续不净或反复阴道出血，可能有子宫内膜癌。

下腹痛

下腹痛为妇女常见的症状，可根据下腹痛的性质和特点判断疾病。

（1）下腹痛部位：下腹正中疼痛多由子宫病变引起，较少见。一侧下腹痛多由该侧子宫附件病变引起，右侧下腹痛也可能是阑尾炎引起的。双侧下腹痛甚至全腹疼痛，可能由卵巢囊肿破裂、输卵管妊娠破裂或盆腔腹膜炎引起。

（2）下腹痛时间：月经周期中间出现一侧下腹隐痛，多为排卵引起的。月经前后或经期出现下腹痛、坠胀，可为原发性痛经，或为子宫内膜异位症。有规律的下腹痛但无月经多为经血排出所致，可见于先天性生殖道畸形或术后宫腔、宫颈管粘连等。

（3）下腹痛性质：隐痛或钝痛多为慢性炎症或腹腔内积液所致。坠痛可由子宫腔内有血或脓不能排出引起。阵发性绞痛可由子宫或输卵管等宫腔器官收缩引起。撕裂性锐痛可由输卵巢肿瘤破裂引起。顽固性疼痛难以忍受可能由于晚期癌症侵犯神经引起。

建议成年女性每周进行一次上述妇科自检。自检发现异常或感觉不适时，一定要及时到正规医院就诊，千万不要随意买来内服药或外用药自行治疗，滥用药物很可能因不对症而延误治疗时机，甚至可能加重病情，对健康造成严重的损害。

劳逸结合，防治疾病

导致妇科病的原因有很多，包括遗传因素、生活环境、生活习惯等。致病因素来自我们生活的方方面面，看似防不胜防，但只要养成好的生活习惯，还是可以避免的。

注意个人卫生

避免不洁性交，勤换洗内裤，平时注意保持外阴部位的清洁干爽，特别是在月经期间更要注意及时更换护垫；不要盆浴或是坐浴，选择淋浴，防止病原体进入体内；内衣应柔软宽松，以纯棉制品为好，避免内裤与袜子同洗；不与他人共用浴巾、浴盆，患病期间用过的浴巾、内裤等均应煮沸消毒。

注意保暖防风寒

健康人的毛孔紧闭，不健康的人则毛孔疏松，尤其是月经期间，人的抵抗力下降，风邪极易侵入人体，使人生病。寒凉入侵时，身体要消耗大量热量来对抗，温化寒凝之物。当血气下降，不足以对抗时，寒凝就会使经脉瘀塞，于是就会出现痛经、乳腺增生、子宫肌瘤、盆腔炎、子宫内膜异位症、不孕不育等妇科常见病症。

保持正确的生活方式

首先，女性应每日保持一定量的运动，久坐不动会使气血循环受到阻碍，使人体出现气滞血瘀、湿热蕴积的现象，久之就会引起炎症，导致痛经、输卵管不通、盆腔炎等。

其次，不要过度减肥，过度减肥会带来一系列健康问题，其中一个就是妇科病。因为脂肪是合成性激素的重要原料，体重过轻、脂肪缺少可能导致人体代谢紊乱和内分泌失调，长期处于低雌激素状态，可能导致月经不调、经量减少，诱发骨质疏松、尿道感染、阴道炎等，严重的甚至可能导致子宫发育不良及卵巢早衰等，造成闭经、不孕。

最后，尽量不要穿紧身衣服，紧身衣紧紧地束缚在身上，会影响血液循环，使胸、腹等部位的血液瘀积，会引起肿胀、疼痛等，严重的甚至可能引起乳腺增生和囊肿等。对处于青春发育期的女孩来说，经常穿过紧的衣服还可能影响其乳房、卵巢等的生长发育。因此，女性平时最好穿宽松点的衣服，材质上最好选择棉、麻、丝之类的自然织物。不得不穿紧身衣时，应注意每天穿着时间不要超过 8 小时，睡觉时以及有相应病症的人不要穿。

积极消除诱发因素

及时治疗生殖器官的各种炎症。瘙痒处应避免过度搔抓、摩擦、热水洗烫，不要用碱性强的肥皂洗浴，避免经常使用清洗液或冲洗阴道，而引起阴道 pH 值改变，导致阴道正常菌群失调，从而破坏阴道酸性抗菌屏障；不滥用刺激性强的激素类外用药物；避免大量长期使用广谱抗生素，引起阴道正常菌群失调；如果长期口服避孕药而导致阴道炎反复发作应停用避孕药，改用其他方法避孕；在妇科炎症治疗期间尽量避免性交，或采用避孕套以防止交叉感染，如果炎症反复发作丈夫也要一起治疗。

要定期进行妇科病普查

一般情况下，40 岁以下已婚妇女每两年检查一次，40 岁及以上妇女每年检查一次。

第二章

膳食内调——
防治妇科病

一、养血活血类食物

胡萝卜
养血美颜的"小人参"

别　　名　红萝卜、黄萝卜。

性味归经　味甘，性平；归肺、脾、肝经。

建议食用量　每次 100～200 克。

营养成分

糖类、蛋白质、脂肪、挥发油、胡萝卜素、维生素 A、花青素、钙、铁、磷、槲皮素、木质素、干扰素诱生剂等。

保健原理

胡萝卜是一种难得的果、蔬、药兼用之品，所以有廉价的"小人参"之称。胡萝卜皮中所含有的胡萝卜素即维生素 A 原，可促进血红素增加，提高血液浓度及血液质量，胡萝卜中还含有大量的铁，有助于补血。

食用功效

胡萝卜中含有丰富的胡萝卜素，可以起到清除人体中血液和肠道的自由基，达到防治心脑血管疾病的作用，因此对于冠心病、高血压患者来说，日常常吃胡萝卜，就可以起到一个保护心脑血管健康的作用；胡萝卜有补肝明目的作用，可治疗夜盲症；胡萝卜素摄入人体消化器官后，可以转化为维生素 A，是骨骼正常生长发育的必需物质，有助于细胞增殖与生长，对促进婴幼儿的生长发育具有重要意义；胡萝卜中的木质素也能提高人体免疫机制，间接消灭癌细胞。

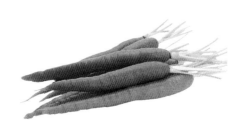

良方妙方

1. 产后风：胡萝卜缨子 1 撮，水煎汤，加红糖适量服。

2. 夜盲症：胡萝卜洗净切片蒸熟，不限多少，任意食用。

经典论述

1.《本草求真》："胡萝卜，因味辛则散，味甘则和，质重则降，故能宽中下气。而使肠胃之邪，与之俱去也。"

2.《医林纂要》："胡萝卜，甘补辛润，故壮阳暖下，功用似蛇床子。"

3.《饮食辨》："熟能下气补中，利胸膈。今唯用盐腌，生食质硬难化，患者不宜。"

养生食谱

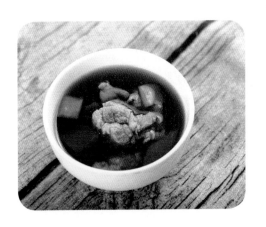

◆ 胡萝卜小米粥

主　料：小米、胡萝卜各100克，水适量。

做　法：

1. 小米洗净，胡萝卜去皮切丝。

2. 把水烧开加入小米和胡萝卜丝同煮15分钟，小米软糯即可。

功　效：益脾开胃，补虚明目。

◆ 胡萝卜炖排骨

主　料：胡萝卜300克，排骨200克。

调　料：葱、姜、料酒、盐等各适量。

做　法：

1. 排骨洗净剁块，放入开水中焯去污血。

2. 胡萝卜去皮洗净切块，葱洗净切碎，姜洗净切丝。

3. 炖锅置火上，放入清汤烧开，加入排骨、姜丝、葱、料酒、盐炖1小时，再放入胡萝卜块炖熟即可。

功　效：润燥滋阴，补血强筋。

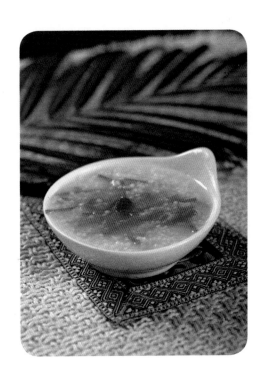

韭菜

温补理气血

别　名	草钟乳、壮阳草。
性味归经	味甘、辛、咸，性温；归肝、胃、肾经。
建议食用量	每次50～100克。

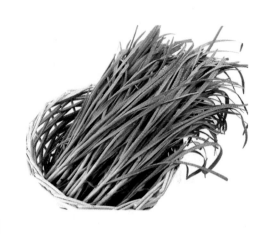

营养成分

膳食纤维素、挥发性精油、含硫化合物、胡萝卜素、维生素C、蛋白质、糖类、磷、钙、铁、维生素B_1、维生素B_3等。

保健原理

韭菜的辛辣气味有散瘀活血、行气导滞作用，有一定的温补、温经功效，对妇女行经小腹冷痛、产后乳汁不通等症有辅助疗效。

食用功效

色、香、味俱佳的韭菜，历来受到我国人民的喜爱。一来它是调味的佳品，二来它还含有丰富的营养成分。在马王堆汉墓出土的医简中，就曾经提到韭菜具有延年益寿的功效。现代医学研究证明，韭菜中含有丰富的纤维素，能增强肠胃蠕动，对预防肠癌有积极作用。而且韭菜中含有的挥发性精油及含硫化合物更具有降低血脂的作用。因此，食用韭菜对高血脂及冠心病患者颇有好处。

良方妙方

1. 月经过多：韭菜250克，糯米酒60克，月经期服，每日1剂，连服3～5剂。

2. 倒经：韭菜30克捣烂取汁，童便1盅，韭菜汁兑童便服。

3. 子宫脱垂：韭菜根适量煎水，放盆内趁热熏洗，每天2次。

4. 带下：韭菜根50克，鸡蛋2个，白糖50克。同煮汤食，连服数天；或醋煮韭菜籽，再焙干研成细末，炼蜜为丸（如红豆粒大）。空腹用酒送服，每天2次，每次30丸，连服7～8天。

经典论述

1. 《日华子本草》："止泄精尿血，暖腰膝，除心腹痼冷、胸中痹冷、痰癖气及腹痛等。"

2. 《本经逢原》："韭，昔人言治噎膈，唯死血在胃者宜之。若胃虚而噎，勿用，恐致呕吐也。"

养生食谱

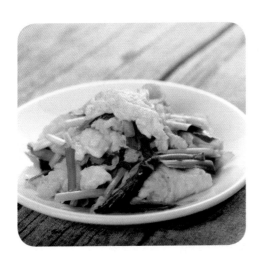

◆ 韭菜炒鸡蛋

主　料：韭菜 150 克，鸡蛋 3 个。

调　料：花生油、盐各适量。

做　法：

1. 将韭菜洗净切成段，鸡蛋打散。

2. 锅置火上，加花生油烧热，下入打散的鸡蛋，用小火炒至蛋五成熟。

3. 然后加入韭菜段，调入盐，再用小火炒熟即可。

功　效：行气止痛，补胃虚。

◆ 韭菜炒虾仁

主　料：韭菜 300 克，虾肉 150 克。

调　料：葱丝、姜丝、蒜瓣、精盐、味精、料酒、高汤、香油、植物油各适量。

做　法：

1. 虾肉洗净，去虾线，沥干水分；韭菜择洗干净，切成 2 厘米长的段。

2. 锅置火上，加植物油烧热，下葱丝、姜丝、蒜瓣炝锅，炸出香味后，放入虾肉煸炒 2～3 分钟，烹料酒、精盐、高汤稍炒，放入韭菜，急火炒 4～5 分钟，淋入香油，加少许味精炒匀即成。

功　效：补气血，暖肾。

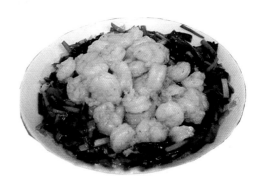

黑木耳

·3· 滋补活血的"素中之王"

别　　名　木耳、云耳、桑耳。

性味归经　味甘，性平；归胃、
　　　　　　大肠经。

建议食用量　泡发木耳每餐约50克。

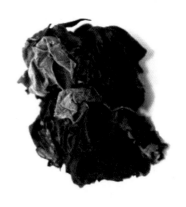

营养成分

蛋白质、碳水化合物、粗纤维、维生素B_1、维生素B_2、烟酸、钙、磷、铁等。

保健原理

黑木耳被誉为"素中之荤"和"素中之王"，能补气血、活血止血，从而调理月经。

食用功效

黑木耳中所含的多糖成分具有调节血糖、降低血糖的功效；黑木耳含有丰富的钾，是优质的高钾食物，对糖尿病合并高血压患者有很好的食疗作用。

常吃黑木耳能养血驻颜，令人肌肤红润，并可防治缺铁性贫血；黑木耳中的胶质可把残留在人体消化道内的灰尘、杂质吸附集中起来排出体外，从而起到清胃涤肠的作用；黑木耳还含有抗肿瘤活性物质，能增强人体免疫力。

良方妙方

1. 月经过多：黑木耳、红枣、红糖各20克，煎汤服食。每日1次，连服5～6次。

2. 更年期综合征：黑木耳适量，焙干研细末，拌白糖口服。每次5克，每日2次。

3. 闭经：木耳、核桃各120克，红糖240克共研末，开水或黄酒送服。

4. 月经淋漓不止：木耳焙燥研细末。以红糖水送服，每次3～6克，每日2次。

经典论述

1. 《神农本草经》："盛气不饥，轻身强志。"

2. 《饮膳正要》："利五脏，宽肠胃，不可多食。"

3. 《随息居饮食谱》："补气耐饥，活血，治跌打仆伤，凡崩淋血痢，痔患肠风，常食可疗。"

养生食谱

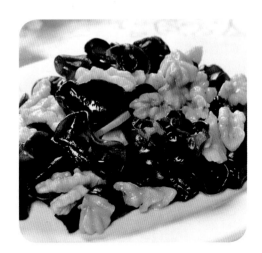

◆ 凉拌核桃黑木耳

主 料：黑木耳 150 克，核桃碎 50 克。

辅 料：红绿辣椒适量。

调 料：姜、蒜、调味料各适量。

做 法：

1. 黑木耳洗净撕小朵，红绿辣椒切丝，姜、蒜切末。

2. 黑木耳、红绿辣椒丝焯水，备用。

3. 核桃碎用小火炒香。

4. 碗中放入黑木耳、红绿辣椒丝、核桃碎和姜、蒜末，加入调味料拌匀即可。

功 效：凉血止血。

◆ 黑木耳煲猪腿肉

主 料：猪腿肉块 300 克，水发黑木耳 40 克。

辅 料：红枣 10 克，桂圆、姜片、枸杞子各 5 克。

调 料：清汤、盐、味精、料酒、胡椒粉各适量。

做 法：

1. 黑木耳洗净，撕小朵；红枣、桂圆、枸杞子分别洗净；猪腿肉块入沸水中焯烫。

2. 锅内加入猪腿肉块、料酒、黑木耳、红枣、桂圆、枸杞子、姜片、清汤，煲 2 小时，调入盐、味精、胡椒粉，再煲 15 分钟即可。

功 效：温中补虚。

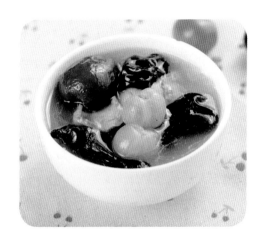

茄子

散血消肿善调经

别　　　名	落苏、茄瓜。
性味归经	味甘，性凉；归脾、胃、大肠经。
建议食用量	每次 100～200 克。

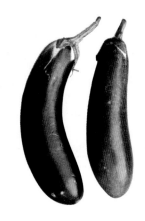

营养成分

蛋白质、脂肪、糖类、碳水化合物、维生素、钙、磷、铁、花青素、龙葵碱等。

保健原理

茄子含多种维生素、脂肪、蛋白质、糖及矿物质，具有散血消肿、利尿止痛的功效，对月经不调的女性有补益作用。

食用功效

茄子含丰富的植物化学物质，这种物质能增强人体细胞间的黏着力，增强毛细血管的弹性，降低毛细血管的脆性及渗透性，防止微血管破裂出血，使心血管保持正常的功能；茄子含有龙葵碱，能抑制消化系统肿瘤的增殖，对于防治胃癌有一定效果。此外，茄子含有维生素 E，有抗衰老功效，常吃茄子，可防止血液中胆固醇水平增高，对延缓人体衰老具有积极的意义。

良方妙方

1. 乳腺炎：将茄子细末撒于凡士林纱布上，外敷患处。

2. 带下：白茄花 30 克，水煎服。

3. 血淋疼痛：茄叶熏干为末。每服 6 克，温酒或盐汤下。来年者尤佳。

经典论述

1.《本草纲目》："茄性寒利，多食心腹痛下利，妇人能伤子宫。"

2.《滇南本草》："散血，消乳疼，消肿宽肠。烧灰米汤饮，治肠风下血不止及血痔。"

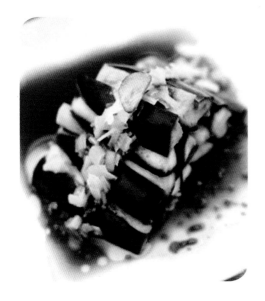

◆ 蒸茄子

主　料：茄子 500 克，肉末适量。

调　料：香辣酱、葱花、植物油、盐、香油各适量。

做　法：

1. 茄子洗净，切成条，上笼蒸透，然后码入盘中。

2. 锅内加少许植物油烧热，放肉末、香辣酱、盐炒香。

3. 然后淋在茄条上，滴少许香油，洒少许葱花即可。

◆ 炒茄子

主　料：茄子 400 克。

调　料：料酒、葱末、姜末、蒜泥、盐、白糖、醋各适量，植物油 30 毫升。

做　法：

1. 茄子洗净切片，放入沸水中焯 3 ～ 5 分钟后，捞出备用。

2. 锅置火上，加植物油烧热，放入葱、姜末，蒜泥，滴料酒同炒片刻，再放入茄子、盐、白糖、醋炒匀后即可出锅。

功　效：清热解毒。

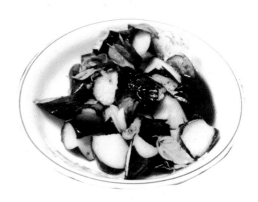

葡萄

补气血的藤上精华

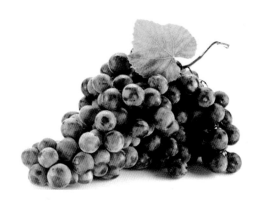

别　　　名	草龙珠、蒲桃、菩提子。
性味归经	味甘、酸，性平；归肺、脾、肾经。
建议食用量	每天 100 克。

营养成分

葡萄糖、果酸、维生素 B_1、维生素 B_2、维生素 B_6、维生素 C、维生素 P、氨基酸、钙、钾、磷、铁、类黄酮等。

保健原理

葡萄是水果中含复合铁元素最多的水果，是贫血患者的营养食品。把葡萄制成葡萄干后，糖和铁的含量会相对高，是妇女和体弱贫血者的滋补佳品。

食用功效

葡萄中的糖主要是葡萄糖，能很快被人体吸收。当人体出现低血糖时，若及时饮用葡萄汁，可很快使症状缓解；葡萄中含的类黄酮是一种强抗氧化剂，可抗衰老，并可清除体内自由基。

良方妙方

1. 胎气上逆（孕妇胸胀满、喘急、坐卧不安）：葡萄 30 克，煎汤饮服，每日 2 次。

2. 养胎：葡萄干 30 克洗净，红枣 10 克洗净、去核，将葡萄干与红枣一同入锅，加适量水，煮熟后即可。每日分早晚食用，吃红枣、葡萄干，饮汤，连服 10 次。能安胎、补气养血，可辅助治疗由于气血虚引起的先兆流产。

3. 贫血、头晕心悸、四肢无力：鲜葡萄 200 克，洗净、榨汁、滤渣，即可食用。

经典论述

1. 《随息居饮食谱》："补气，滋肾液，益肝阴，强筋骨，止渴，安胎。"

2. 《陆川本草》："滋补强壮，补血，强心利尿。"

3. 《本草纲目》："可以造酒，人饮之，则陶然而醉，故有是名。其圆者名草龙珠，长者名马乳葡萄，白者名水晶葡萄，黑者名紫葡萄。"

养生食谱

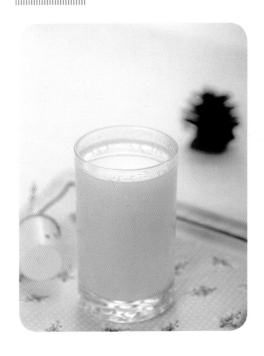

◆ 葡萄三明治

主　料：全麦面包1个，火腿、葡萄果酱、乳酪粉、生菜、鲜葡萄各适量。

做　法：

1. 将全麦面包放入微波炉或者烤箱中略烤一下，取出切成片，火腿切片；葡萄洗净去籽。

2. 先在一片烤面包的表面抹上一层葡萄果酱，然后把火腿、鲜葡萄、生菜放在上面，再撒上适量乳酪粉，用另一面包片夹着即可食用。

功　效：滋补强壮，补血养颜。

◆ 葡萄汁

主　料：葡萄150克，苹果半个。

做　法：

1. 葡萄洗净去皮去籽，苹果洗净去皮去核切小块。

2. 将两种水果分别放入榨汁机中榨汁，然后将两种果汁混合煮沸。

3. 按1：1的比例兑入白开水，即可饮用。

功　效：补气养血。

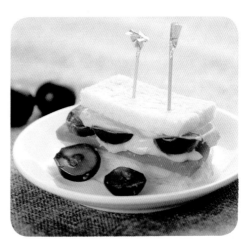

荔枝

生津益血补身体

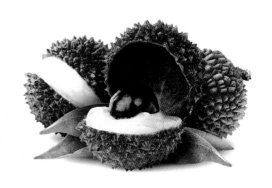

别　　　名	丹荔、丽枝、香果。
性 味 归 经	味甘、酸，性温；归心、脾、肝经。
建 议 食 用 量	每天200克以内。

营养成分

膳食纤维、蛋白质、碳水化合物、核黄素、维生素C、维生素A、胡萝卜素、硫胺素、烟酸、镁、硒、钠、钾等。

保健原理

荔枝果肉中含丰富的天然葡萄糖和铁元素，对血液循环有特殊的促进作用，起到补血补虚的作用，对月经不调、崩漏贫血患者有食疗作用。

食用功效

荔枝所含丰富的糖分具有补充热量、增加营养的作用；荔枝肉含丰富的维生素C和蛋白质，有助于增强人体免疫功能，提高抗病能力；荔枝有消肿解毒、止血止痛的作用；荔枝含有丰富的维生素，可促进微细血管的血液循环，防止雀斑的发生，令皮肤更加光滑。

良方妙方

1. 妇女虚弱，崩漏贫血：荔枝干果30克，水煎服。

2. 疔疮恶肿：荔枝肉、白梅各3个。捣作饼子，贴于疮上。

经典论述

1.《本草纲目》："荔枝有补脾益肝、生津止呃、消肿痛、镇咳养心等功效。"

2.《玉楸药解》："荔枝，甘温滋润，最益脾肝精血。阳败血寒，最宜此味。功与龙眼相同，但血热宜龙眼，血寒宜荔枝。干者味减，不如鲜者，而气和平，补益无损，不致助火生热，则大胜鲜者。"

3.《泉州本草》："治耳后溃疡，晒干，烧存性，研末调茶油，抹患处。"

养生食谱

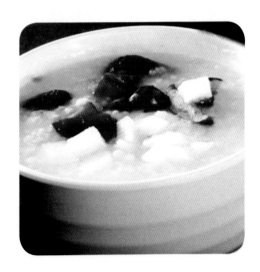

◆ 荔枝鱼片

主　料：黑鱼肉 250 克。

辅　料：荔枝 150 克，彩椒
20 克，蛋清 1 个。

调　料：葱姜米、味精各 3 克，
盐 4 克，香油 2 毫升，料酒、
水淀粉各 5 毫升。

做　法：

1. 黑鱼去皮切片用冷水冲去
肉中的血水，用干毛巾沾去
水分，加盐、味精、料酒、蛋清、
淀粉上浆过油滑熟备用。

2. 荔枝去壳、核，一切两半，
彩椒切菱形块洗净滑油备用。

3. 锅中留底油炒葱姜米，放
入原料调口味，勾芡翻炒淋
香油即可。

功　效：补脾开胃，益血理气。

◆ 荔枝红枣羹

主　料：新鲜荔枝 100 克，
红枣 3 个。

调　料：白糖少许。

做　法：

1. 将荔枝去壳、核后切成
小块。

2. 另将红枣洗净，先放入
锅内，加清水烧开后，放
入荔枝、白糖。

3. 待糖溶化烧沸，装入汤
碗即可。

功　效：生津止渴，补脾
养血，理气止痛。

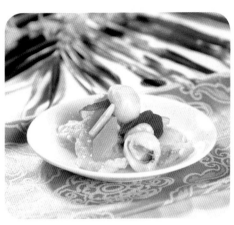

花生

止血补益的"长寿果"

别　　　名　落花生、长寿果。

性味归经　味甘，性平；归脾、肺经。

建议食用量　每餐80～100克。

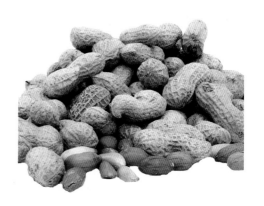

营养成分

蛋白质、糖类、氨基酸、不饱和脂肪酸、卵磷脂、胆碱、胡萝卜素、粗纤维、维生素、硫胺素、核黄素、烟酸、钙、磷、铁等。

保健原理

花生中含油脂、多种维生素，营养价值高，有补益作用，并含有使凝血时间缩短的物质，能对抗纤维蛋白的溶解，有促进骨髓制造血小板的功能，对多种出血性疾病有止血的作用，可辅助改善月经过多和崩漏的症状。

食用功效

中医学认为，花生米煮熟性平，炒熟性温，具有和胃、润肺、化痰、补气、生乳、滑肠之功，经常食用可治营养不良、咳嗽痰多、产后缺乳等症，对慢性肾炎、腹水、声音嘶哑等病也有辅助治疗作用。

良方妙方

1. 带下：花生米200克，冰片15克共捣如泥，分两次服，每日空腹时白开水送下。

2. 产后缺乳：花生米、黄豆各60克，猪蹄2只，共炖食。

经典论述

1.《药性考》："生研用下痰；炒熟用开胃醒脾，滑肠，干咳者宜餐，滋燥润火。"

2.《本草纲目拾遗》："多食治反胃。"

3.《现代实用中药》："治脚气及妇人乳汁缺乏。"

养生食谱

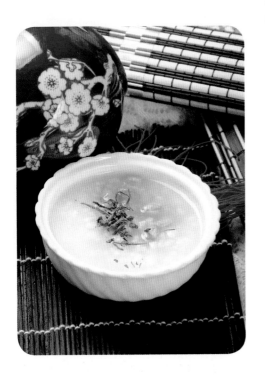

◆ 猪肝花生粥

主　料：大米 200 克，鲜猪肝 100 克，花生仁 50 克，枸杞子适量。

调　料：盐、香油、鸡汤各适量。

做　法：

1. 鲜猪肝洗净，切碎。

2. 将大米、花生仁淘洗干净，放入电饭锅中煮成粥。

3. 将猪肝末、枸杞子放入锅内，加鸡汤煮熟后，放入煮好的花生粥内。煮至粥稠，加盐、香油调味即可。

功　效：补血养肝。

◆ 小蓟花生仁粥

主　料：花生仁 100 克，粳米 150 克。

辅　料：小蓟 12 克。

做　法：花生仁飞水加小蓟、粳米一同水煮至熟软黏稠即可。

功　效：健脾利湿，润肺止咳。

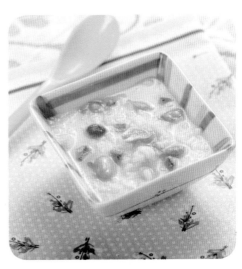

鲫鱼

活血调经易吸收

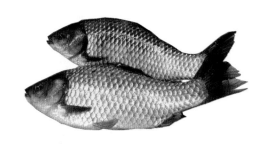

别　　　名	河鲫、鲫瓜子、童子鲫。
性味归经	味甘，性平；归脾、胃、大肠经。
建议食用量	每次约100克。

营养成分

蛋白质、维生素A、维生素B_1、维生素B_2、维生素B_{12}、烟酸、硫胺素、核黄素、磷、钙、铁等。

保健原理

鲫鱼具有良好的活血通络的功效，是调理月经的常用淡水鱼品。鲫鱼有补脾健胃的作用，可用于食欲不振、孕吐、乳少、子宫脱垂、四肢无力等病症的调补。

食用功效

中医认为，鲫鱼性平味甘，具有利尿消肿、益气健脾、清热解毒、通脉下乳的功效。鲫鱼鳞可熬制成鱼鳞膏，散血止血，用来治疗妇人血崩、子宫癌、血友病以及其他诸种出血；鲫鱼头性温，煅烧后研末，可治疗痢疾、咳嗽、脱肛、子宫脱垂等疾病，并能透发痘疹；鲫鱼胆味苦性寒，功可清肝热、明眼目、杀虫止痒，涂疮有良效。

良方妙方

1. 月经不调：鲫鱼去鳞、鳃、内脏，洗净，用温水熬成鱼鳞胶，每次服30克，用温酒兑水化服。

2. 妇人血崩：鲫鱼1条。去肠，入血竭、乳香在内，绵包，烧存性，研末。每服15克，热酒调服。

3. 妊娠水肿：活鲫鱼1条（约500克），去鳞及肠杂洗净，煮半熟，加黄酒30毫升，清炖，吃鱼喝汤。每日1次。

4. 产后臂痛抽筋：活鲫鱼1条（约重250克），切成2寸长小块，不去鳞肠，用香油炸焦。服后饮热黄酒200毫升，取微汗。

经典论述

1.《医林纂要》："鲫鱼性和缓，能行水而不燥，能补脾而不濡，所以可贵耳。"

2.《本草经疏》："鲫鱼调味充肠，与病无碍，诸鱼中唯此可常食。"

3.《本草图经》："鲫鱼，性温无毒，诸鱼中最可食。"

养生食谱

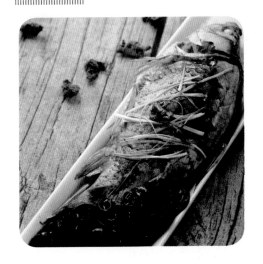

◆ **莼菜鲫鱼汤**

主　料：鲫鱼 500 克，莼菜 200 克。

调　料：植物油、盐、料酒、味精、胡椒粉各适量。

做　法：

1. 鲫鱼去鳞、鳃、内脏，洗净；莼菜洗净，去杂质，沥干。

2. 锅置火上，加植物油，将鲫鱼两面煎黄，烹入料酒，加水煮开，大火煮 20 分钟，加入莼菜、盐、味精、胡椒粉，小火再煮约 5 分钟即可。

功　效：健脾开胃，清热解毒，利水除湿。

◆ **木耳清蒸鲫鱼**

主　料：干黑木耳 100 克，鲫鱼 300 克。

调　料：料酒、盐、白糖、姜、葱、植物油各适量。

做　法：

1. 将鲫鱼去鳃、内脏、鳞，冲洗干净；黑木耳泡发，去杂质，洗净，撕成小碎片；姜洗净，切成片；葱洗净，切成段。

2. 将鲫鱼放入大盘中，加入姜片、葱段、料酒、白糖、植物油、盐腌渍半小时。

3. 鲫鱼上放上碎木耳，上蒸锅蒸 20 分钟即可。

功　效：温中补虚，健脾利水。

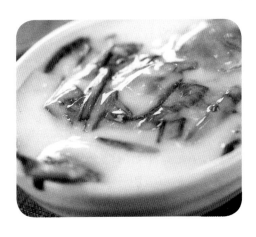

红糖

女人的补血佳品

别　　　名	赤砂糖、紫砂糖、片黄糖。
性味归经	味甘甜，性温润；归肝、脾经。
建议食用量	每日30克。

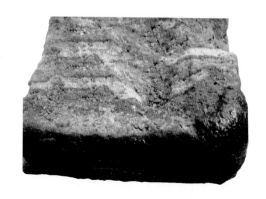

营养成分

蔗糖、苹果酸、核黄素、胡萝卜素、烟酸和钙、锰、锌、铬、铁等。

保健原理

红糖能补气补血，是女性不可缺少的滋补佳品。食用红糖还有促进血液循环、活血舒筋、暖脾健胃、化瘀生新之功效。

食用功效

红糖含有95%左右的蔗糖，保留了较多甘蔗的营养成分，也更加容易被人体消化吸收，因此能快速补充体力、增加活力，所以又被称为"东方的巧克力"。每100克红糖含钙90毫克，含铁4毫克，还含有少量的核黄素及胡萝卜素。日本科研人员还从红糖中提取了一种叫作"糖蜜"的多糖，实验证明它具有较强的抗氧化功效，对于抗衰老有明显的作用。

良方妙方

1. 月经不调：红糖60克，鸡蛋2个，水煎，于月经清利后服食。

2. 闭经：红糖、大枣各60克，生姜20克，煎水代茶饮。连续用至月经来为止。

3. 痛经：韭菜250克洗净，捣烂取汁。锅内加水把红糖60克煮沸，兑入韭菜汁饮用。痛经时，每天1次，连服2～3天，每次饮后俯卧片刻。

经典论述

1. 《本草纲目》："和中助脾，缓肝气。"

2. 《医林纂要》："暖胃，补脾，缓肝，去瘀，活血，润肠。"

养生食谱

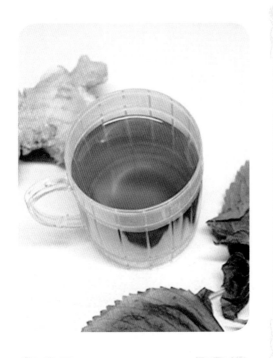

◆ 干姜红糖茶

主 料：干姜 2 片，红糖 15 克。

做 法：将干姜、红糖一起放入杯中，倒入沸水，盖上杯盖，泡约 5 分钟后饮用。

功 效：干姜性热，可以温中散寒、回阳通脉；红糖可以活血化瘀、益气补血、健脾暖胃、缓中止痛。这是一款简单实用的调理经期不适的茶饮。

◆ 紫苏姜糖茶

主 料：紫苏叶 10 克，生姜 5 片，红糖适量。

做 法：将上述材料放入杯中，冲入沸水，盖上杯盖，泡约 3 分钟后饮用。

功 效：散寒暖身。

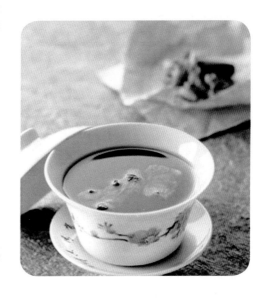

二、补气理气类食物

南瓜

 补中益气能排毒

别　　　名	麦瓜、倭瓜、北瓜。
性味归经	味甘，性温；归脾、胃经。
建议食用量	每次 200 ～ 500 克。

营养成分

蛋白质、膳食纤维、碳水化合物、烟酸、维生素 C、氨基酸、活性蛋白、胡萝卜素、维生素 A、钙、钾、磷、镁、铁、钴、锰、铬、硼等。

保健原理

南瓜中多种营养成分，能有效促进机体细胞的修复和发育，增强人体免疫功能。其中丰富的矿物质，能促进人体的新陈代谢和造血功能。

食用功效

现代研究发现，人体缺乏微量元素钴是导致高血脂、冠心病、糖尿病的原因之一。每公斤南瓜中钴的含量高达 126 毫克，居各类粮食、蔬菜的首位。因此经常服食南瓜，能增加体内胰岛素释放量，促使糖尿病患者胰岛素分泌正常化，对降低血糖有意想不到的疗效。

南瓜中的纤维素含有丰富的果胶。果胶进入人体后，可以和多余的胆固醇黏结在一起，排出体外，降低血清中胆固醇含量，起到防治动脉粥样硬化的作用。

中医学认为，南瓜味甘性温，有补中益气、润肺化痰、消炎止痛、解毒杀虫的效用。

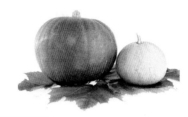

良方妙方

1. 产后乳少：生南瓜子仁 15 克，捣泥，开水送服。每天 1 次，连服 3 ～ 5 天。

2. 乳腺癌：将南瓜蒂烧炭存性，研为末。每次 2 个量，用黄酒冲服。早晚各服 1 次。

3. 习惯性流产：将南瓜蒂放瓦上烧灰存性，研末，自受孕两月起，每月 1 个，拌入炒米粉内同食。

经典论述

1.《本草纲目》："甘，温，无毒。补中益气。"

2.《滇南本草》："横行经络，利小便。"

养生食谱

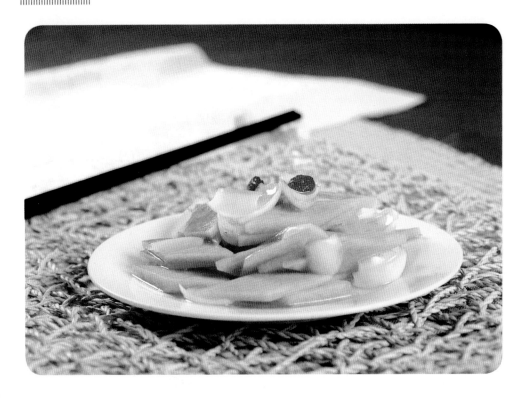

◆ 百合炒南瓜

主　料：南瓜 300 克。

辅　料：百合 50 克。

调　料：盐 4 克，鸡粉 3 克，水淀粉 10 毫升，植物油少许。

做　法：

1. 将南瓜去皮改刀成菱形片，百合去根洗净备用。

2. 将南瓜和百合分别焯水。

3. 锅置火上，放入少许植物油，再放南瓜、百合加盐、鸡粉炒熟，用水淀粉勾少许芡即可。

功　效：养阴清热，滋补精血。

山药

补脾补肾治带下

别　　名	薯蓣、山芋、薯药。
性味归经	味甘，性平；归肺、脾、肾经。
建议食用量	每餐 100 ～ 250 克。

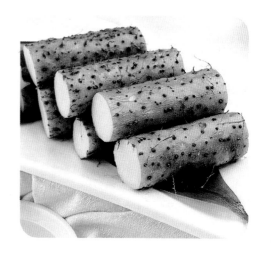

营养成分

粗蛋白质、粗纤维、淀粉、糖、灰分、钾、磷、钙、镁、铁、锌、铜、锰等。

保健原理

山药具有补脾、补肾、补肺、固精、止带之功效，适宜体质虚弱的妇女白带过多者食用。《本草正》中认为："山药能健脾补虚，滋精固肾，治诸虚百损，疗五劳七伤。"凡脾虚带下或肾亏带下者，常食久食，多有效果。

食用功效

山药补而不腻，香而不燥。历代医家盛赞山药为"理虚之要药"。山药食用，烹可为肴，碾粉蒸可为糕，多做甜食；既可以切片煎汁当茶饮，又可以轧细煮粥喝。

山药能够给人体提供一种多糖蛋白质，——黏液蛋白，能预防心血管的脂肪沉积，保持血管的弹性，防止动脉硬化，还可以减少皮下脂肪堆积，避免因肥胖所引起的糖尿病。

良方妙方

1. 带下：山药、花生仁、白术各250 克，红糖 200 克。先将前 3 味药炒焦并共研成细末，再调入红糖，备用。每日 3 次，每次 30 克。

2. 妊娠水肿：怀山药 30 克，大枣20 枚，肉桂 0.5 克，薏苡仁 30 克，同煮粥食。每天 1 剂，连服 4 ～ 5 剂。

3. 闭经：取山药粉 50 克，鸡内金末 5 克，红糖 5 克，加入 200 毫升水，煎服。每日 2 次。

经典论述

1.《神农本草经》："味甘、温。主伤中补虚，除寒热邪气，补中益气力，长肌肉，久服耳目聪明。"

2.《本草纲目》："益肾气，健脾胃，止泻痢，化痰涎，润皮毛。"

养生食谱

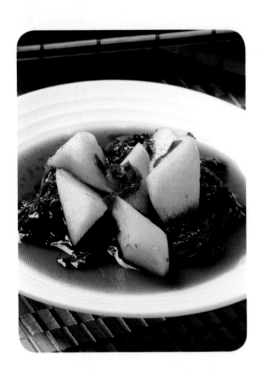

◆ 薏米山药粥

主　料：薏米 80 克，山药 150 克。

调　料：冰糖适量。

做　法：

1. 薏米洗净。

2. 山药去皮切小滚刀块。

3. 先将薏米倒入锅中加水烧开，转小火 30 分钟加入山药，用小火慢熬至食物煮烂加入冰糖即可。

功　效：健脾渗湿，滋补肺肾。

◆ 蓝莓拌鲜山药

主　料：山药 200 克，蓝莓酱 50 克。

做　法：山药去皮飞水至熟，冷水冲凉调蓝莓酱拌匀即可。

功　效：补气健脾。

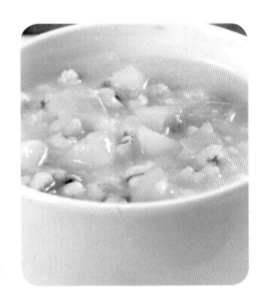

香菇

和中调经的"食用菌皇后"

别　　　名	香蕈、花菇、冬菇。
性味归经	味甘，性平；归脾、胃经。
建议食用量	每餐约 50 克。

营养成分

蛋白质、碳水化合物、叶酸、膳食纤维、核黄素、香菇多糖、烟酸、维生素、钙、磷、钾、钠、镁、铁等。

保健原理

香菇具有丰富的营养成分，其中的香菇多糖可提高人体的免疫力，香菇的水提取物对体内的过氧化氢有一定的消除作用，起到一定的延缓衰老的作用。

食用功效

香菇的维生素含量比西红柿、胡萝卜还高，香菇中含有多达 18 种氨基酸，尤以赖氨酸和精氨酸的含量最丰富，是人体补充氨基酸的首选食品。香菇中含丰富的维生素 D 原，这种物质进入人体后，经日光照射可转变成为维生素 D，所以香菇是补充维生素 D 的重要食品，经常食用可预防因缺钙引起的孕妇及产妇的骨质软化症等。

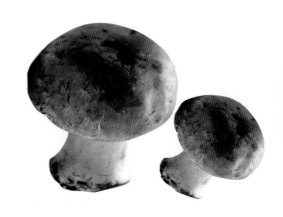

良方妙方

1. 功能性子宫出血：杨树蕈焙干研末，每服 3 克，温水下，日服 2 次。

2. 子宫颈癌：鲜香菇 30 克（干品减半），每日煮食 1 次，经常食用。

经典论述

1.《本草求真》："香蕈味甘性平，大能益胃助食，及理小便不禁。"

2.《现代实用中药》："为补偿维生素 D 的要剂，预防佝偻病，并治贫血。"

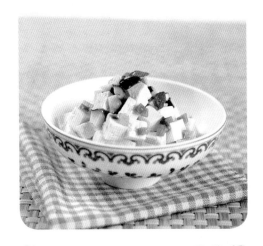

◆ 冬菇烧白菜

主　料：白菜 200 克，干冬菇 30 克。

调　料：盐、植物油、葱、姜、高汤各适量。

做　法：

1. 冬菇用温水泡发，去蒂，洗净；白菜洗净，切成段；葱、姜分别洗净，切成末。

2. 锅置火上，放适量植物油烧热后，下葱末、姜末爆香，再放入白菜段炒至半熟后，放入冬菇和高汤，转中火炖至软烂，加盐调味即可。

功　效：补益肠胃，止咳化痰。

◆ 香菇豆腐

主　料：香菇 150 克。

辅　料：豆腐 150 克，清汤 100 克，葱、姜各 5 克。

调　料：盐 2 克，香油 3 毫升，鸡粉 2 克，胡椒粉适量。

做　法：

1. 将鲜香菇洗净去根，加葱、姜、清汤煮熟捞出切成粒备用。

2. 豆腐切成方块加盐、鸡粉、清汤煨入味。

3. 香菇粒加盐、鸡粉、胡椒粉、香油调好味撒在豆腐上即可。

功　效：宽中益气，清热散血。

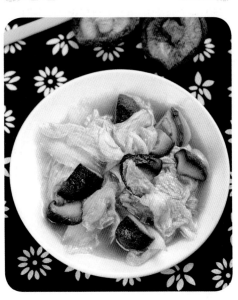

核桃仁

补气血之源

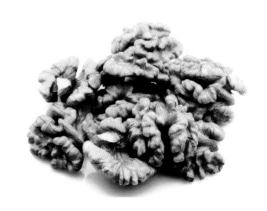

别　　　名	胡桃、羌桃、黑桃。
性 味 归 经	味甘，性温；归肾、肺、大肠经。
建议食用量	每次 15 ～ 20 克。

营养成分

蛋白质、碳水化合物、纤维、烟酸、泛酸、维生素 E、叶酸、维生素 B_1、维生素 B_2、磷、铁、铜、镁、钾等。

保健原理

核桃仁具有滋补肝肾、强健筋骨之功效，可用于治疗由于肝肾亏虚引起的症状，如腰腿酸软、筋骨疼痛、妇女月经不调和白带过多等。

食用功效

核桃与杏仁、榛子、腰果并称为"世界四大干果"。核桃仁有防止动脉硬化、降低胆固醇的作用；核桃仁含有大量维生素 E，经常食用有润肌肤、乌须发的作用，可以令皮肤滋润光滑，富于弹性；当感到疲劳时，嚼些核桃仁，有缓解疲劳和压力的作用；核桃仁中钾含量很高，适合高血压患者食用。

良方妙方

1. 肾阳虚型月经过少：核桃 10 枚，取肉捣成泥状，用人参 6 克研末水煎，冲服核桃肉。

2. 肠燥便秘：核桃肉 4 ～ 5 枚，于睡前拌少许蜜糖服食。

经典论述

《医学衷中参西录》："胡桃，为滋补肝肾、强健筋骨之要药，故善治腰疼腿痛，一切筋骨疼痛。为其能补肾，故能固齿牙，乌须发，治虚劳喘嗽，气不归元，下焦虚寒，小便频数，女子崩带诸症。其性又能消坚开瘀，治心腹疼痛，砂淋、石淋堵塞作痛。"

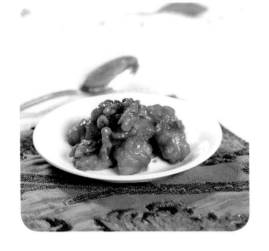

◆ 酱爆核桃仁鸡丁

主　料：鸡丁 300 克，核桃仁 100 克。

调　料：甜面酱 15 克，味精 2 克，白糖 15 克，料酒、盐、植物油各适量，香油 2 毫升，淀粉适量。

做　法：

1. 鸡丁上浆滑油备用。

2. 核桃仁轻炸熟备用。

3. 锅置火上，锅内放植物油加入甜面酱、盐、白糖、味精、料酒调好口味，放入鸡丁、核桃仁翻炒均匀，淋香油即可。

功　效：益气养血，补肾益精，温肺定喘。

◆ 助眠小炒

主　料：鲜核桃仁 100 克，芦笋、山药、木耳、莴笋各 50 克。

辅　料：红腰豆 15 克，彩椒 10 克。

调　料：盐 4 克，鸡粉 3 克，葱油 3 毫升，香油 2 毫升，水淀粉 150 毫升。

做　法：

1. 芦笋、莴笋、山药切片，彩椒切块备用。

2. 锅置火上，放入葱油、鲜核桃仁、芦笋、山药、泡发木耳、莴笋、红腰豆、彩椒煸炒调味，放入盐、鸡粉、香油，勾芡出锅即可。

功　效：健脑补肾，养血益智，安神助眠。

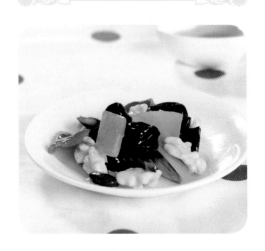

猪肚

补益脾胃能止带

别　　名	猪胃。
性味归经	味甘，性温；归脾、胃经。
建议食用量	内服：煮食，适量；或入丸剂。

营养成分

钙、钾、钠、镁、铁等元素和维生素 A、维生素 E、蛋白质、胃泌素、胃蛋白酶、胃膜素及胃蛋白酶稳定因子等。

保健原理

猪肚能健脾胃、补中气，脾虚带下之人宜经常食用。清代医学家王孟英认为："猪肚止带。"《本草经疏》指出："猪肚，为补脾胃之要品，脾胃得补，则中气益。其补益脾胃，则精血自生，虚劳自愈。"这就是补脾胃而止白带的道理。

食用功效

猪肚主要含有蛋白质和消化食物的各种消化酶，胆固醇含量较少，故具有补中益气、消食化积的功效。

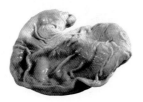

良方妙方

赤白带下：苦参 60 克，牡蛎末 45 克，以雄猪肚 1 个，水 3 碗，煮烂，捣泥和丸梧桐子大。每服百丸，温酒下。

经典论述

1.《本草图经》："主骨蒸热劳，血脉不行，补羸助气。"

2.《随息居饮食谱》："止带、浊、遗精。"

养生食谱

◆　**龟肉山药煲猪肚**

主　料：乌龟 1 只，山药 60 克，猪肚 2 个。

调　料：盐、味精各适量。

做　法：乌龟宰后洗净剁成小块飞水，猪肚飞水切成大块，山药切成滚刀块，取一个砂锅加入奶汤放入原料，慢火煲至乌龟软烂，汤汁浓白加盐、味精调好口即可。

功　效：益阴补血，滋阴潜阳，补肾健骨。

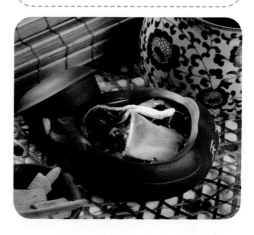

牛肉

补气补力强免疫

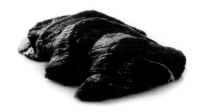

性味归经　味甘，性平；归脾、胃经。

建议食用量　每餐食用量 80 克。

营养成分

蛋白质、碳水化合物、膳食纤维、灰分、维生素 A、胡萝卜素、硫胺素、核黄素、烟酸、维生素 C、钙、磷、钾、钠、镁、铁等。

保健原理

牛肉中的肌氨酸含量比其他肉类食品都高，它对增长肌肉、增强力量特别有效，有利于缓解月经不调出现的神疲体乏的症状。

食用功效

牛肉含脂肪量低，含蛋白质较高，而且味道鲜美，营养成分易于被人体消化吸收，因而深受人们的喜爱。牛肉中所含蛋白质，其氨基酸组成比猪肉更接近人体需要，能提高人体抗病能力，对青少年生长发育有利，并能为术后、病后调养的人补充血液、修复组织；寒冬食牛肉可暖胃，是该季节的补益佳品；牛肉有补中益气、滋养脾胃、强健筋骨、化痰息风、止渴止涎之功效。

良方妙方

妊娠水肿：牛肉 250 克，赤小豆 200 克，花生仁 150 克，大蒜 25 克，红辣椒 3 枚（干品）。先将牛肉放锅内加水适量，煲极烂，空腹温服。分 2 次服。

养生食谱

◆ 萝卜牛肉汤

主　料：牛腩 300 克，山楂 2 个，胡萝卜、青萝卜各 100 克。

调　料：植物油、姜片、葱段、料酒、盐、清汤各少许。

做　法：

1. 牛腩洗净切块，焯水；胡萝卜、青萝卜洗净切块，过油；山楂洗净。

2. 砂锅内放清汤、牛腩块、山楂、姜片、葱段、料酒焖煮 2 小时，放萝卜块再焖煮 1 小时，加盐调味即可。

功　效：活血明目，抗氧防皱。

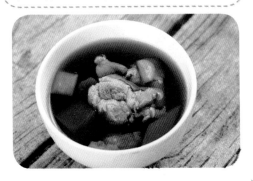

羊肉

温经补血，温肾壮阳

性味归经 味甘，性温、热；归脾、胃、肾、心经。

建议食用量 煮食或煎汤，125～250克。

营养成分

蛋白质、无机盐、维生素A、维生素C、维生素B、烟酸、钙、磷、铁等。

保健原理

羊肉中含丰富的蛋白质、钙、铁和维生素C，历来被用作补阳的佳品，具有温中补虚、温经补血、温肾壮阳的功效。

食用功效

羊肉的热量比牛肉高，冬天吃羊肉可促进血液循环，以增温御寒。老年人、体弱者、阳气虚而手足不温者吃羊肉有益。

良方妙方

1. 月经不调：羊肉500克，生姜20克，加适量水煮至烂熟，调味，饮汤食肉。适用于血寒型月经不调患者。

2. 痛经：羊肉500克，当归、生姜各25克，桂皮、调料各适量。羊肉洗净切块，当归用纱布包好，加生姜、调料、桂皮后，文火焖煮至烂熟，去药渣，食肉喝汤。月经前，每天1次，连服3～5天。

经典论述

《本草纲目》："羊肉补中益气，性甘，大热。"

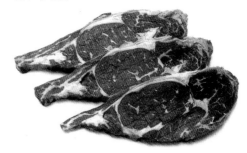

养生食谱

◆ **干姜羊肉汤**

主 料：羊肉150克，干姜30克。

调 料：盐、葱末、花椒粉各适量。

做 法：羊肉切块焯水，与干姜共炖至肉烂，调入盐、葱末、花椒粉即可。

功 效：温里，散寒，补虚。

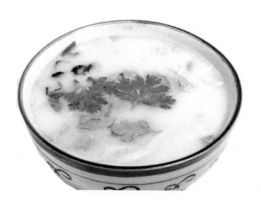

黄鱼

开胃益气，暖中填精

别　　　名	黄花鱼、石首鱼。
性味归经	味甘，性平；归胃、肾经。
用法用量	每日 30 ~ 50 克。

营养成分

蛋白质、碳水化合物、钙、磷、铁、硒、维生素 B_1、维生素 B_2 以及烟酸等。

保健原理

黄鱼含有丰富的蛋白质、矿物质和维生素，对虚寒型的月经不调或因长期的月经不调造成体虚的女性均有良好的补益作用。

食用功效

黄鱼含有丰富的微量元素硒，能清除人体代谢产生的自由基，延缓衰老，并对各种癌症有防治功效。中医认为，黄鱼有健脾开胃、安神止痢、益气填精之功效，对贫血、失眠、头晕、食欲不振及妇女产后体虚有良好疗效。

良方妙方

1. 产后食欲不振：黄花鱼 1 条，去鳞及内脏，加调味品共煮熟食用。

2. 乳癌初期：取鲜黄鱼 10 ~ 20 条，将背翅剪下，贴石灰壁上，不要沾水，愈久愈好，用时火炙成炭为末，每日 2 ~ 3 次，每次 5 ~ 10 克，陈酒送下，连服 1 个月。

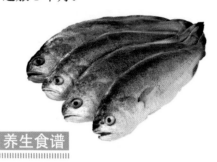

养生食谱

◆ 醋香黄鱼羹

主　料： 大黄鱼 1 条约 750 克。

辅　料： 马蹄 30 克，枸杞子 10 克，豆苗 5 克。

调　料： 米醋 15 毫升，盐 6 克，鸡粉 5 克，水淀粉 20 毫升，鲜鸡汤 500 毫升。

做　法：

1. 黄鱼洗净切粒，马蹄切粒备用。

2. 锅内放入鲜鸡汤加入黄鱼、马蹄、米醋、盐、鸡粉，放入枸杞子、豆苗烧开勾芡出锅即可。

功　效： 健脾开胃，补虚养身，安神益气。

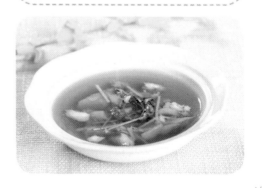

三、滋阴类食物

银耳

·滋阴和血的"菌中之冠"

别　　　名	白木耳、雪耳。
性味归经	味甘，性平；归肺、胃、肾经。
建议食用量	干银耳每次约 15 克。

营养成分

蛋白质、碳水化合物、粗纤维、胶质、银耳多糖、无机盐、维生素 D、硒及少量 B 族维生素等。

保健原理

银耳含有多种氨基酸和酸性异多糖等化合物，被人们誉为"菌中之冠"。中医认为，银耳有滋阴清热、润肺止咳、益气和血、消除疲劳等功能。常用于虚劳咳嗽、妇女崩漏、神经衰弱、心悸失眠等。

食用功效

银耳含有维生素 D，能防止钙的流失，对生长发育十分有益，并富含酸性多糖和硒等微量元素，可以增强人体免疫力；银耳中的天然植物性胶质，有滋阴作用，长期服用可以润肤，并有祛除脸部黄褐斑、雀斑的功效；银耳中的膳食纤维可助肠胃蠕动，减少

脂肪吸收，从而达到减肥的效果；银耳能提高肝脏解毒能力，起保肝作用，对老年慢性支气管炎、肺源性心脏病也有一定疗效，还能增强肿瘤患者对放疗、化疗的耐受力。

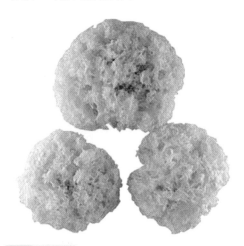

良方妙方

1. 崩漏或者月经过多：银耳、冰糖文火煨烂，食用。

2. 心悸：银耳 9 克，太子参 15 克，冰糖适量，水煎饮用。

经典论述

1.《增订伪药条辨》："治肺热肺燥，干咳痰嗽，衄血，咯血，痰中带血。"

2.《饮片新参》："清补肺阴，滋液，治劳咳。"

3.《本草再新》："润肺滋阴。"

4.《本草问答》："治口干肺痿，痰郁咳逆。"

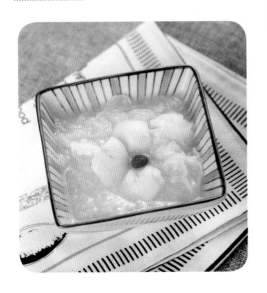

◆ 菊花银耳粥

主　料：菊花30克，银耳50克，糯米100克。

调　料：白糖10克。

做　法：将菊花、银耳洗净，开水锅中放入糯米，小火煮20分钟,将银耳与菊花放入，待粥至黏稠后放白糖搅匀即可。

功　效：疏风清热，解毒消肿。

◆ 百合银耳粥

主　料：百合30克，银耳10克，大米50克。

调　料：冰糖适量。

做　法：将银耳发开洗净，同大米、百合入锅中，加清水适量，文火煮至粥熟后，冰糖调服即可。

功　效：养阴润肺，健脾益气。

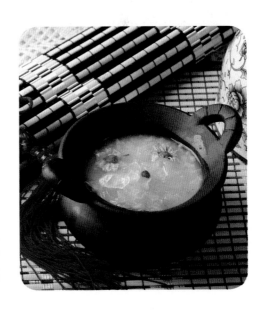

黑豆

豆类养生之王

别　　　名　黑黄豆、乌豆。

性味归经　味甘，性平；归脾、肾经。

建议食用量　每餐约30克。

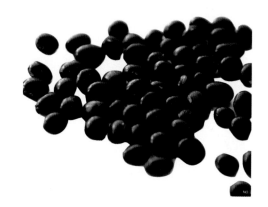

营养成分

蛋白质、维生素、皂苷、黑豆色素、黑豆多糖、异黄酮、锌、铜、镁、钼、硒、氟等。

保健原理

黑豆含有丰富的异黄酮，异黄酮结构与女性的雌激素相似，有一定调节女性内分泌系统的功效，从而起到调经作用。

食用功效

黑豆中蛋白质含量高达36%～40%，含有18种氨基酸，特别是人体必需的8种氨基酸；黑豆还含有不饱和脂肪酸，其不饱和脂肪酸含量达80%，吸收率高达95%以上，除能满足人体对脂肪的需要外，还有降低血中胆固醇的作用；黑豆中营养元素如锌、铜、镁、钼、硒、氟等的含量都很高，其中的一些微量元素对延缓人体衰老、降低血液黏稠度非常重要。

良方妙方

1. 月经不调：黑豆60克，红糖适量，水煮黑豆至烂，加红糖服用。

2. 产后风寒：黑豆100克，炒至半熟，泡入黄酒。每次服30毫升，每天2～3次。

3. 闭经：黑豆30克，红花6克，水煎冲红糖100克，温服。

4. 产后身痛：将500克黑豆入锅中炒至半焦，与红枣20克一起浸入1升黄酒中，半月后去渣饮酒。每天2～3次，每次服20～30毫升。

经典论述

1. 《本草纲目》："令人长肌肤，益颜色，填筋骨，加力气。"

2. 《本草拾遗》："炒令黑，烟未断，及热投酒中，主风痹、瘫痪、口噤、产后诸风。"

3. 《日华子本草》："调中下气，通经脉。"

养生食谱

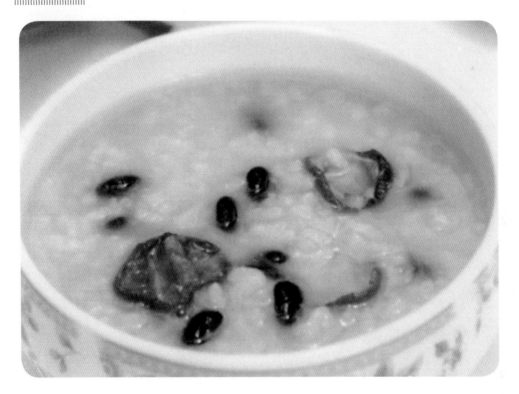

◆ 黑豆山楂杞子粥

主　料：黑豆 50 克，山楂 20 克，大米 100 克。

辅　料：枸杞子 20 克。

调　料：红糖 20 克。

做　法：

1. 山楂切碎、去核，与枸杞子、黑豆、大米同入砂锅，加足量水，浸泡 1 小时至黑豆泡透。

2. 用大火煮沸，改小火煮 1 小时，待黑豆酥烂，加红糖拌匀即可。

功　效：滋补肝肺，缓筋活血。

黑芝麻

养血益精补肝肾

别　　　名	胡麻、乌麻、巨胜子。
性味归经	味甘，性平；归肝、肾、大肠经。
建议食用量	每天 10 ～ 20 克。

营养成分

蛋白质、芝麻素、花生酸、芝麻酚、油酸、棕榈酸、硬脂酸、甾醇、卵磷脂、维生素A、维生素B、维生素D、维生素E、钙、磷、铁等。

保健原理

黑芝麻具有补肝肾、润五脏、壮筋骨、乌须发的功效，并有凝血、止血等作用，适用于肝肾不足、五脏虚亏、筋骨不坚、眩晕、耳鸣、头痛、头发早白、肠燥便秘、缺乳等症。

食用功效

黑芝麻中含有丰富的不饱和脂肪酸能促进红血细胞的生长，还能保护肝、胃，同时还能补充人体所需要的钙质，可降血压。

黑芝麻具有保健功效，一方面是因为含有优质蛋白质和丰富的矿物质，另一方面是因为含有丰富的不饱和脂肪酸、维生素E和珍贵的芝麻素及黑色素。

良方妙方

1. 产后乳少：芝麻炒熟，入盐少许，进餐时作副食，可增乳汁。

2. 习惯性流产：将黑芝麻100克放干净锅内，用文火炒熟，捣烂。莲子、核桃仁各250克洗净，一同入锅，加水适量，置武火上烧开，改用文火煮至熟烂，继续煨至水将干时，加入红糖适量溶化后，放入熟芝麻搅匀即成。当点心佐餐食用。

3. 崩漏：芝麻叶 30 ～ 60 克，煎浓汁，以热开水冲服。

4. 中风：黑芝麻1000 ～ 1500克，洗净去杂质，上锅蒸2 ～ 3次，干燥后研细，炼蜜为丸，每丸重3克，每次服3丸，黄酒送下，每日服3次。

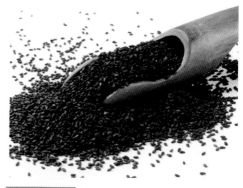

经典论述

1. 《神农本草经》："主伤中虚羸，补五内，益气力，长肌肉，填脑髓。"

2. 《本草备要》："补肝肾、润五脏，滑肠。"

养生食谱

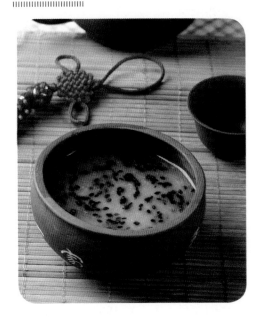

◆ 黑芝麻糊粥

主 料： 黑芝麻 10 克，粳米 20 克，蜂蜜适量。

做 法：

1. 先将黑芝麻晒干后炒熟研碎。

2. 再将粳米加适量的清水入锅煮粥，煮至八成熟时加入炒熟的黑芝麻和蜂蜜，搅拌均匀后稍煮即成。

功 效： 补肝肾，润五脏。

◆ 芝麻淮粉羹

主 料： 黑芝麻 30 克，淮山 50 克。

调 料： 白糖 20 克。

做 法：

1. 将黑芝麻、淮山研制成粉待用。

2. 锅中水烧沸下入黑芝麻、淮山粉搅匀，熬至黏稠加白糖即可。

功 效： 乌发益肾，润肠通便。

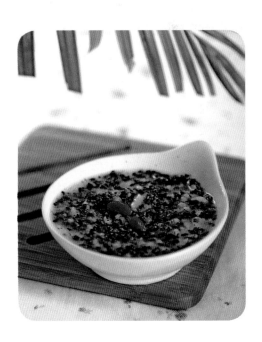

鹌鹑

补益养血的
"动物人参"

别　　　名	鹑、鷯、罗鹑。
性味归经	味甘，性平；归大肠、心、肝、脾、肺、肾经。
用法用量	内服：煮食，1～2只；或烧存性，研末。

营养成分

蛋白质、卵磷脂、维生素A、维生素B_1、维生素B_2、铁、钙、磷等。

保健原理

鹌鹑是补益佳食，鹌鹑肉的营养价值比鸡肉好，有人称之为"动物人参"。其味鲜美，且易消化吸收，适合于孕妇、产妇食用。

食用功效

俗话说："要吃飞禽，还数鹌鹑"，鹌鹑既有鲜美的味道，又有着丰富的营养。它是典型的高蛋白、低脂肪、低胆固醇食物，特别适合中老年人以及心血管病、肥胖病患者食用，与公认营养价值高的鸡蛋相比，鹌鹑蛋的营养价值更高。它的蛋白质含量比鸡蛋高30％，维生素B_1高20％，维生素B_2高83％，铁含量高46.1％，卵磷脂高5～6倍。所以鹌鹑蛋对于贫血、营养不良、神经衰弱、慢性肝炎、高血压、心脏病等均有补益作用。

良方妙方

1. 胎衣不下：鹌鹑蛋2个，米醋100毫升，人参6克（另炖）。将醋与参汤一起煮沸冲蛋花服。

2. 肾炎水肿：鹌鹑2只，治如常法，加酒少量，不加盐，炖食。每日1次，连用1周。

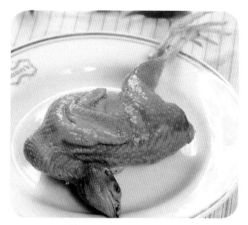

经典论述

1. 《嘉祐本草》："和小豆、生姜煮食，止泻痢。"

2. 《本草纲目》："滋补五脏，益中续气，实筋骨，耐寒暑，消热结。"

养生食谱

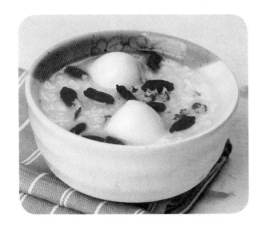

◆ 鹌鹑枸杞粥

主　料：大米 100 克，鹌鹑蛋 10 个。

辅　料：枸杞子、核桃仁各 15 克。

做　法：

1. 将鹌鹑蛋煮熟去壳；枸杞子洗净，浸泡数分钟；核桃仁炒熟碾碎备用；大米淘洗干净。

2. 锅置火上，锅中倒入适量水，放入大米煮开，转小火煮 20 分钟，放入鹌鹑蛋、枸杞子、核桃仁再煮 5～10 分钟至粥成即可。

功　效：滋阴补血，养心安神。

◆ 土茯苓炖鹌鹑

主　料：鹌鹑 10 只。

辅　料：土茯苓 10 克，山药 50 克。

调　料：大料、葱、姜、大蒜、料酒、酱油、植物油各适量。

做　法：

1. 土茯苓洗净蒸 20 分钟，鹌鹑洗净备用，汆水过油。

2. 锅置火上，锅中加少许的植物油，放入大料、葱、姜、大蒜煸香，加入酱油、料酒、鹌鹑，加适量水与山药、土茯苓一起，烧至软烂即可。

功　效：解毒除湿，健脾补肾，滋阴润燥。

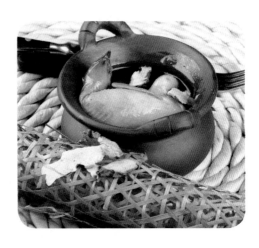

鸽肉
滋肾益气之良禽

别　　　名	白凤、家鸽、鹁鸽。
性味归经	味甘、咸，性平；归肝、肾经。
建议食用量	每餐80～100克，鸽子蛋每天2个。

营养成分

蛋白质、碳水化合物、泛酸、支链氨基酸、精氨酸、维生素、钙、磷、铁等。

保健原理

中医认为，鸽肉易于消化，具有滋补益气、祛风解毒的功效，对产后体弱、血虚闭经、头晕神疲、记忆衰退有很好的补益治疗作用。

食用功效

鸽子的骨内含有丰富的软骨素，可与鹿茸中的软骨素相媲美，经常食用，具有改善皮肤细胞活力、增强皮肤弹性、改善血液循环、红润面色等功效；鸽肉中还含有丰富的泛酸，对脱发、白发等有很好的疗效；乳鸽含有较多的支链氨基酸和精氨酸，可促进体内蛋白质的合成，加快创伤愈合。

良方妙方

1. 闭经：白鸽1只治净，黄酒、清水各半将白鸽煮熟服食。

2. 子宫脱垂：乳鸽1只治净切块，炙黄芪、枸杞子各30克用纱布包好，共放炖盅内加水适量，隔水炖熟，去药渣饮汤吃鸽肉。隔天1次。

3. 经血量少：白鸽1只，鳖甲、龟甲各18克，怀牛膝12克，柏子仁15克，大枣3枚，共煎饮汁食肉。

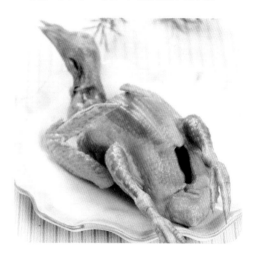

经典论述

1.《中国动物药》："益气解毒，祛风和血，调经止痛。治麻疹，猩红热，恶疮，疥癣，妇女血虚经闭，久病体虚等症。"

2.《四川中药志》："治妇女干血劳，月经闭止，截疟，疗肠风下血。"

养生食谱

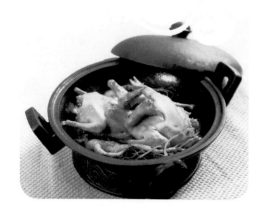

◆ 人参气锅乳鸽

主　料：人参1根，薏米、怀山药各20克，乳鸽2只。

调　料：葱、姜、盐各适量。

做　法：

1. 人参切成片，鸽子宰杀去内脏。

2. 参切片、鸽子与怀山药、薏米一起放在汽锅里，葱、姜、盐等调好口味，加入清水，盖上盖，上笼蒸45分钟即可。

功　效：益气补血，宁心安神。

◆ 鲜参灵芝蒸乳鸽

主　料：净乳鸽2只（约200克），鲜人参1支（约25克），甘薯100克，灵芝片16克。

调　料：葱、姜、盐、白糖、花雕酒、胡椒粉各适量。

做　法：

1. 将乳鸽洗净，从背部剖开，涂匀盐、白糖、花雕酒、胡椒粉腌渍备用。

2. 甘薯去皮切块，灵芝片洗净，鲜人参洗净，拌盐、白糖入味，放入乳鸽腹中，加葱、姜片，上锅蒸120分钟即可。

功　效：安神益气，止咳平喘。

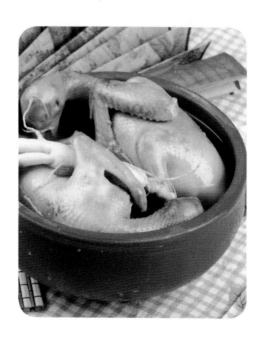

乌鸡

补益气血调经带

别　　　名	药鸡、羊毛鸡。
性 味 归 经	味甘，性平；归肝、肾、肺经。
用 法 用 量	内服：煮食，适量；或入丸、散。

营养成分

蛋白质、碳水化合物、硫胺素、核黄素、烟酸、维生素E、钙、磷、钠、镁、硒、铜、钾等。

保健原理

乌鸡具有补虚、益气、健脾、固肾之功效，凡体质虚弱的妇女白带过多者，宜常食之。李时珍曾说："乌骨鸡补虚劳羸弱，益产妇，治女人崩中带下虚损诸病。"

食用功效

乌鸡入肾经，具有温中益气、补肾填精、养血乌发、滋润肌肤的作用。凡虚劳羸瘦、面色无华、水肿消渴、产后血虚乳少者，可将之作为食疗滋补之品。

良方妙方

1. 月经不调：乌鸡1只，当归、熟地黄、白芍、知母各10克。乌鸡宰杀干净，将各味药纳入鸡腹内，然后用线缝好，入锅加水煮熟，去药即成。食肉饮汤，随意服食。补益肝肾，益阴清热。适用于气血不足引起的月经不调。

2. 赤白带下：乌鸡1只，洗净去内脏，放白果、莲肉、江米各15克，胡椒3克于鸡腹内，煮熟后空腹食。

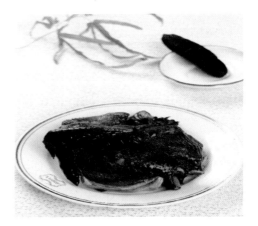

经典论述

1. 《本草再新》："平肝祛风，除烦热，益肾养阴。"

2. 《滇南本草》："补中止渴。"

3. 《本草通玄》："补阴退热。"

养生食谱

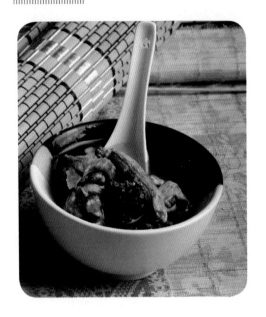

◆ 大枣炖乌鸡

主　料:大枣8枚,乌鸡1只,党参30克。

调　料:葱、姜、料酒、盐、味精、胡椒粉各适量。

做　法:大枣洗净、党参洗净切3厘米段,乌鸡洗净切块,将大枣、党参、乌鸡、葱、姜、料酒同入锅内,水烧开后再用小火炖30分钟,放入盐、味精、胡椒粉即可。

功　效:养血安神,益气生津。

◆ 西洋参淮山炖乌鸡

主　料:西洋参10克,淮山药20克,乌鸡1只。

调　料:葱、姜、清汤各适量。

做　法:

1. 西洋参切片,淮山药用水泡软,乌鸡剁成块飞水。

2. 把制好的原料一起放到盆里,加入清汤和适量的葱、姜,上火炖至鸡肉软烂即可。

功　效:补气养阴,活血化瘀,养血补脾。

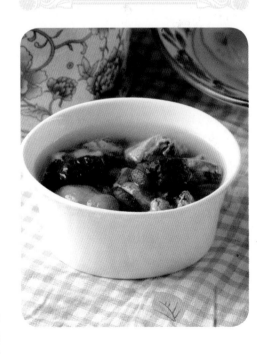

鸭肉

滋阴除烦热

别　　　名	家鸭肉、家凫肉。
性味归经	味甘、咸，性凉；归脾、胃、肺、肾经。
建议食用量	每餐约80克。

营养成分

蛋白质、泛酸、碳水化合物、胆固醇、维生素A、硫胺素、核黄素、烟酸、维生素E、钙、磷、钾、铁、铜、锌等。

保健原理

中医认为，鸭的全身都可以入药，《食疗本草》上说，鸭能"滋五脏之阴，清虚劳之热，补血行水，养胃生津，止咳息惊"，尤其适宜于女子有低热、虚弱、食少便干、水肿及月经少者食用。

食用功效

鸭肉蛋白质的氨基酸组成与人体相似，利用率较高；鸭肉富含不饱和脂肪酸，易于消化，是高血压、高血脂患者的很好选择；鸭肉也是肉类中含维生素A和B族维生素较多的品种，其中内脏比肌肉含量更高，尤以肝脏最高；鸭肉还含有较多的铁、铜、锌等矿物质，其中鸭肝含铁最多。

良方妙方

1. 妇女产后受寒，腰背四肢疼痛：绿水鸭脚掌或嘴壳焙酥研末，白开水冲服。每服5克，日服2次。

2. 阴虚水肿：雄鸭1只，去毛及内脏，或加猪蹄，或加火腿，煮熟后调味食用，或将鸭肉切片，同大米煮粥，调味食用。

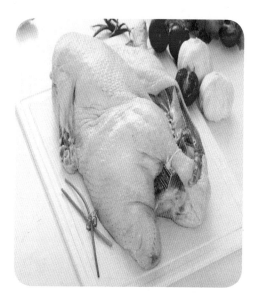

经典论述

1. 《滇南本草》："老鸭同猪蹄煮食，补气而肥体。同鸡煮食，治血晕头痛。"

2. 《本草纲目》："主大补虚劳，最消毒热，利小便，除水肿，消胀满，利脏腑，退疮肿，定惊痫。"

3. 《本草汇言》："滋阴除蒸，化虚痰，止咳嗽。"

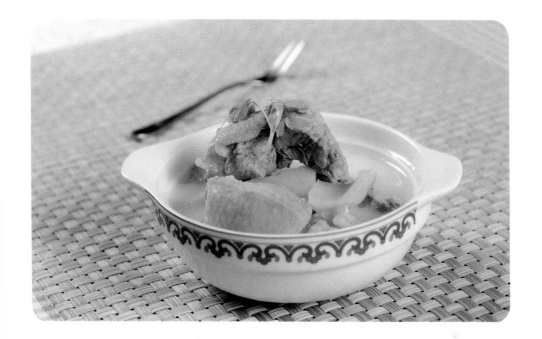

◆ 莲藕老鸭汤

主　料：麻鸭 500 克。

辅　料：莲藕 250 克，枸杞子 3 克。

调　料：葱、姜 10 克，盐 5 克，鸡粉 3 克，胡椒粉 2 克，植物油、料酒各适量。

做　法：

1. 将麻鸭宰杀洗净剁成块焯水。

2. 莲藕去皮洗净改刀成滚刀块焯水备用。

3. 锅置火上，放入少量的植物油煸香葱姜，放入鸭块烹料酒、盐、鸡粉、胡椒粉和水烧开，撇沫转小火炖至汤乳白麻鸭快成熟时加入莲藕、枸杞子炖软烂即可。

功　效：健脾益胃，滋阴清热。

淡菜

补益精血的"海中鸡蛋"

别　　　名	贻贝、壳菜、珠菜。
性味归经	味甘、咸，性温；归肝、肾经。
用法用量	内服：煎汤，15～30克；或入丸、散。

营养成分

蛋白质、碳水化合物、灰分、核黄素、烟酸、钙、磷、铁等。

保健原理

淡菜可补肝肾、益精血，素有"海中鸡蛋"之称，是益血调经的佳品。

食用功效

淡菜具有较强的滋补作用。《日华子本草》说，淡菜"煮熟食之，能补五脏，益阳事，理腰脚，消宿食"，是补虚益精、温肾散寒的佳品。将淡菜煮熟，吃肉喝汤，常食可治疗肾虚下寒、腹中冷痛、久痢久泄和妇女崩漏等症；将淡菜用黄酒浸泡，再和适量韭菜共同煮食，每日1次，有补肾助阳作用，可治疗腰痛、小便余沥不尽、妇女白带及小腹冷痛等症。

良方妙方

1. 经血多：淡菜30～60克。与猪肉共煮，行经前服。

2. 白带，下腹冷痛：淡菜用黄酒洗过，和韭菜煮食，有补肾助阳之功。

3. 贫血：淡菜、黄芪各50克，熟地黄40克，当归10克。水煎服，日服2次。

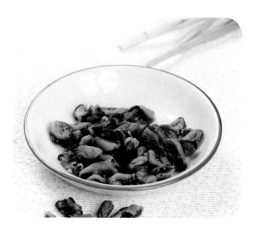

经典论述

1.《嘉祐本草》："治虚劳伤惫，精血少者，及吐血，妇人带下、漏下，丈夫久痢，并煮食之。"

2.《随息居饮食谱》："补肾，益血填精，治遗、带、崩、淋，阳痿阴冷，消渴，瘿瘤。"

3.《本草拾遗》："主虚羸劳损，因产瘦瘠，血气结积，腹冷、肠鸣、下痢，腰疼、带下、疝瘕。"

养生食谱

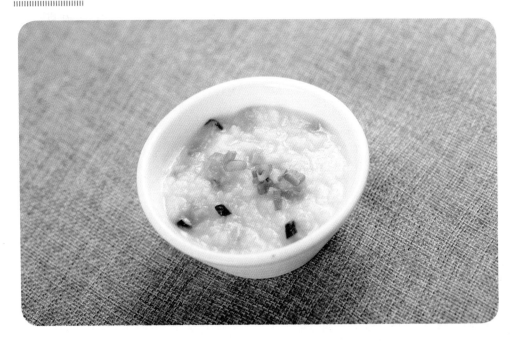

◆ 淡菜瘦肉粥

主　料：淡菜 10 克，猪瘦肉 50 克，大米 100 克。

调　料：干贝、葱末、姜末、盐各适量。

做　法：

1. 淡菜、干贝分别洗净，用水浸泡 12 小时，捞出；猪瘦肉洗净，切末；大米淘洗干净，放入清水中浸泡 1 小时。

2. 将葱末、姜末拌入瘦肉末中，搅匀。

3. 锅置火上，加入适量清水煮沸，放入大米、淡菜、干贝、猪瘦肉末同煮，等大米煮烂后，加入盐调味即可。

功　效：补虚益精，温肾散寒。

四、清热解毒利水类食物

丝瓜

•❸•通经活络的"美人水"

别　　　名	天罗、绵瓜、天络瓜。
性 味 归 经	味甘，性凉；归肝、胃、肺经。
建议食用量	每餐 100～300 克。

营养成分

蛋白质、碳水化合物、维生素 B_1、钙、磷、铁、维生素 C、皂苷、植物黏液、木糖胶、丝瓜苦味质、瓜氨酸等。

保健原理

中医认为丝瓜性凉味甘，有清暑凉血、解毒通便、润肌美容、通经络、行血脉、下乳汁等功效。

食用功效

丝瓜中含防止皮肤老化的 B 族维生素、增白皮肤的维生素 C 等成分，能保护皮肤、消除斑块，使皮肤洁白、细嫩，是不可多得的美容佳品，故丝瓜汁有"美人水"之称；丝瓜藤茎的汁液具有保持皮肤弹性的特殊功效，能美容去皱；丝瓜提取物对乙型脑炎病毒有明显的预防作用，在丝瓜组织培养液中还提取到一种具抗过敏作用的物质。

良方妙方

1. 月经不调：丝瓜子焙干，水煎，加红糖少许，冲黄酒温服。

2. 痛经：干丝瓜 1 条，加水 1 碗，水煎服。

3. 带下：经霜小丝瓜（3～6 厘米）置新瓦上，烤黄为末，每日 6 克，睡前温开水送下。

4. 子宫脱垂：丝瓜络烧成炭，研面，分成 14 等份，每天早晚饭前各服 1 包，白酒适量送服，7 天为 1 疗程。

5. 胎动不安：丝瓜 2 个，当归 18 克，水煎服。

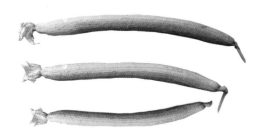

经典论述

1.《本草纲目》："老者烧存性服，祛风化痰，凉血解毒杀虫，通经络，行血脉，下乳汁。"

2.《医学入门》："治男妇一切恶疮，小儿痘疹余毒，并乳疽、疔疮。"

3.《陆川本草》："生津止渴，解暑除烦。治热病口渴，身热烦躁。"

养生食谱

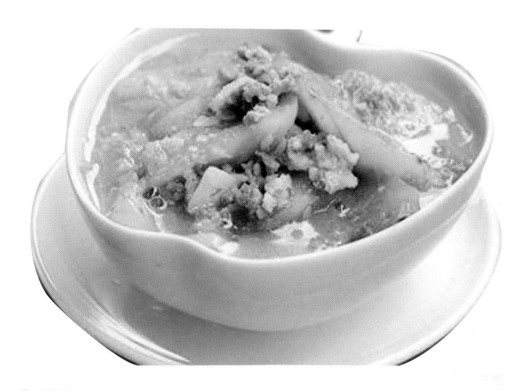

◆ 肉末烧丝瓜

主　料：丝瓜 400 克，瘦猪肉 100 克。

调　料：植物油 20 毫升，香菇 10 克，姜丝、味精、盐各 5 克，料酒 3 毫升，水淀粉 30 毫升。

做　法：

1. 猪肉剁碎，先将水发香菇去蒂洗净，丝瓜去皮洗净切片。

2. 锅置火上烧热，加入植物油和姜丝，再加猪肉、丝瓜片、香菇、料酒，煮沸至猪肉、香菇、丝瓜入味，用水淀粉勾芡，放盐、味精，调匀即成。

功　效：益气血，通经络。

芹菜

清热平肝 "芹" 排毒

别　　　名　旱芹、药芹。

性味归经　味甘、辛，性凉；归肺、胃、肝经。

建议食用量　每餐50克。

营养成分

膳食纤维素、多类维生素、蛋白质、糖类、芹菜苷、挥发油、芹菜素、甘露醇、佛手苷内酯、肌醇、磷、钙、铁等。

保健原理

芹菜能清热、平肝、利水、健胃、降血压、降血脂，还能增强性功能、保持肌肤健美，且能改善月经周期生理不调和更年期障碍。

食用功效

芹菜中所含的芹菜苷或芹菜素成分有镇静安神、平肝降压的作用，有利于安定情绪，消除烦恼烦躁；叶茎中还含有药效成分的芹菜苷、佛手苷内酯和挥发油，具有降血压、降血脂、防治动脉粥样硬化的作用。

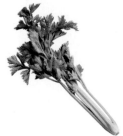

良方妙方

月经先期：干芹菜500克，水1000毫升，煎成500毫升，常服。或干芹菜30克、金针菜15克，用水1碗，将之煎成半碗。月经前，每天1剂，酌情服4～5天。

经典论述

《本草推陈》："治肝阳头痛，面红目赤，头重脚轻，步行飘摇等症。"

养生食谱

◆ 芹菜粥

主　料：大米100克，芹菜60克。

调　料：姜末、盐各适量。

做　法：

1. 大米淘洗净；芹菜择洗净，去叶留梗，切丁。

2. 大米与适量清水一同放入锅中，以大火煮沸，再转用小火熬煮至米粒将熟时，放入芹菜丁，再继续煮至米粒开花。

3. 粥成时加入适量的盐和姜末调味即可。

功　效：调养肝脏，降低血压，减少烦躁。

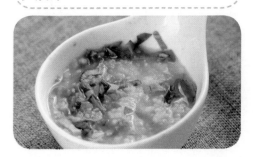

黄花菜

清热止血能调经

别　　　名	金针菜、忘忧草。
性味归经	味甘，性温；归肝、膀胱经。
建议食用量	每餐 30 ～ 50 克。

营养成分

蛋白质、碳水化合物、胡萝卜素、卵磷脂、冬碱、多种维生素、钙、磷等。

保健原理

黄花菜所含的冬碱等成分可以止血消炎，所以有止血调经的作用，冬碱还具有安神的功效。黄花菜还含有丰富的卵磷脂，对增强和改善大脑功能有重要作用，能改善月经不调伴随的健忘、注意力不集中的症状。

食用功效

我国《营养学报》曾评价黄花菜具有显著的降低动物血清胆固醇的作用。常吃黄花菜还能滋润皮肤，增强皮肤的韧性和弹力，可使皮肤细嫩饱满、润滑柔软、皱褶减少、色斑消退。黄花菜还有抗菌免疫功能，具有中轻度的消炎解毒功效，并在防止疾病传染方面有一定的作用。

良方妙方

倒经：黄花菜 30 克，鲜藕节 60 克，水煎服。每日 1 剂，服至血止。

经典论述

《昆明民间常用草药》："补虚下奶，平肝利尿，消肿止血。"

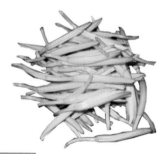

养生食谱

◆ 黄花菜木耳汤

主　料：干黄花菜 30 克，黑木耳 20 克。

调　料：盐、鸡精各 5 克，葱花、植物油各适量，胡椒粉、味精各少许。

做　法：

1. 黄花菜泡发，洗净去根；黑木耳用温水泡发好，撕成小朵。
2. 锅置火上，倒植物油烧热，炒香葱花，放入黄花菜、黑木耳翻炒片刻，倒入适量清水煮开至熟，加盐、味精、鸡精、胡椒粉调味即可。

功　效：益气润肺，养血驻颜。

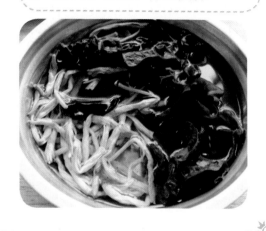

莲藕

补益气血能调经

别　　　名	连菜、藕、芙蕖。
性味归经	味甘、涩，性寒；归心、脾、胃经。
建议食用量	每餐 100～200 克。

营养成分

蛋白质、碳水化合物、淀粉、粗纤维、灰分、胡萝卜素、硫胺素、核黄素、烟酸、抗坏血酸、钙、磷、铁等。

保健原理

莲藕富含铁、钙、植物蛋白质、维生素以及淀粉，有明显的补益气血作用；还含有大量的单宁酸，有收缩血管作用，可用来止血，还能散血。中医认为其止血而不留瘀，是月经不调的食疗佳品。

食用功效

莲藕性寒，有清热凉血作用，可用来治疗热性病症；莲藕味甘多液，对热病口渴、咯血、下血者尤为有益；莲藕中含有黏液蛋白和膳食纤维，能与人体内胆酸盐、食物中的胆固醇及甘油三酯结合，使其从粪便中排出，从而减少脂类的吸收。用莲藕经加工制成的藕粉，味甘性平，能养血止血、养阴补脏、调中开胃、健脾止泻，为衰老、虚弱、久病之人的理想食品。

良方妙方

1. 产后恶露不畅：莲藕 250 克，洗净、切成小块，桃仁 10 个，一同放入砂锅内，加适量水煮汤。煮熟后加少量盐调味食用，有活血化瘀作用，对治妇女产后恶露排出不畅或闭经等症有食疗作用。

2. 带下：莲子 50 克，红枣 10 枚，糯米 50 克，共煮粥。早晚服食。

3. 胎衣不下：莲房 1 个，甜酒煎服。

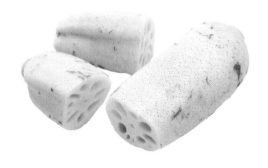

经典论述

1.《本草纲目》："藕节止血；莲心清热，安神；莲须固精止血；莲房止血，祛瘀；荷梗通气宽胸，通乳；荷叶清暑，解热；荷蒂安胎，止血；荷花清暑止血。"

2.《饮膳正要》："主补中，益神益气，除疾，消热渴，散血。"

养生食谱

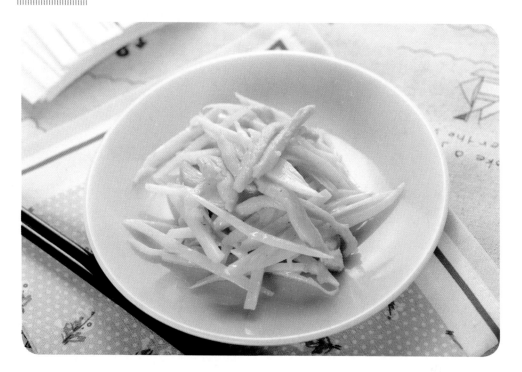

◆ 鸡肉炒藕丝

主　料：鸡肉50克，莲藕200克。

调　料：盐、白砂糖、植物油各适量。

做　法：

1. 将鸡肉切成丝，藕切成丝。

2. 起锅放油烧热后放入鸡肉丝。

3. 炒到收干时加藕丝，炒透后加盐、糖调味，食用时置于盘内即可。

功　效：补气补血，养肝明目。

马齿苋

凉血通经的"天然抗生素"

别　　名	马齿菜、长寿菜。
性味归经	味酸，性寒；归大肠、肝、脾经。
建议食用量	煎汤，10～15克，鲜品30～60克；或绞汁。

营养成分

蛋白质、脂肪、碳水化合物、维生素A、维生素B$_1$、蔗糖、葡萄糖、果糖、三萜醇类、黄酮类、氨基酸、有机酸、钾、钙、磷、铁、硒等。

保健原理

马齿苋中含有一定脂肪酸，它能抑制人体内血清胆固醇和三酰甘油酸的生成，抑制血小板形成血栓素，可以用于凉血通经。马齿苋含有大量的钾盐，有良好的利水消肿作用，能治疗产后水肿。

食用功效

马齿苋是一种野生蔬菜，又名"长命菜""长寿菜"。它含有维生素A、蛋白质、脂肪、碳水化合物及磷、钙、铁等矿物质，还含有草酸、树脂、黄酮类和大量钾盐。经常食用马齿苋，既可补充身体营养所需，又无增高胆固醇之忧，实为一举两得。

良方妙方

1. 月经过多：将马齿苋250克洗净，捣烂取汁，鸡蛋2个去壳入水打散，兑入马齿苋汁，1天分2次服完。月经期连服数天。

2. 产褥热：马齿苋30克，蒲公英20克。水煎服。

3. 产后血痢，小便不通，脐腹痛：生马齿菜，捣，取汁30毫升，煎一沸，下蜜10毫升调，顿服。

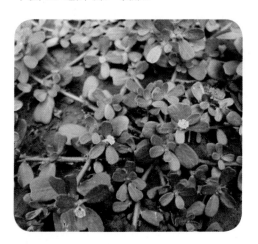

经典论述

1.《本草纲目》："散血消肿，利肠滑胎，解毒通淋，治产后虚汗。"

2.《开宝本草》："主目盲白翳，利大小便，去寒热，杀诸虫，止渴，破癥结痈疮。又烧为灰，和多年醋滓，先灸疗肿。以封之，即根出。生捣绞汁服，当利下恶物，去白虫。"

养生食谱

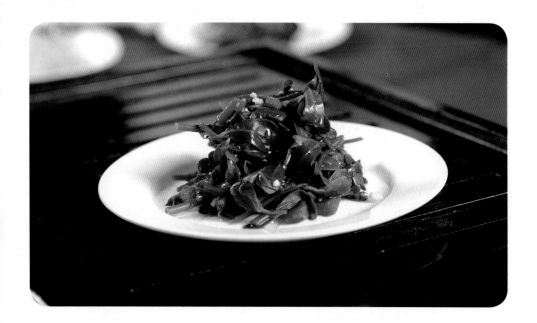

◆ 枸杞马齿苋

主　料：马齿苋 300 克，枸杞子 5 粒。

调　料：蒜、生抽、盐、醋、香油各适量。

做　法：

1. 将马齿苋择成段，洗干净；枸杞子洗净微泡。

2. 锅内加水，加少许盐和油，水开后放入马齿苋焯水，色成碧绿即可捞出。

3. 用清水多次洗净黏液，淋干水分，放入大碗中。

4. 将蒜瓣捣成蒜泥，浇在马齿苋上，放入生抽、盐、醋、香油和枸杞子，拌匀装盘即成。

功　效：养肝清热。

红豆

通利补血可养颜

别　　　名	赤小豆、红小豆。
性味归经	味甘、酸，性平；归心、小肠、肾、膀胱经。
建议食用量	每餐约 30 克。

营养成分

蛋白质、碳水化合物、粗纤维、三萜皂苷、灰分、硫胺素、核黄素、烟酸、叶酸、钙、磷、铁等。

保健原理

红豆含有丰富的铁质，具有很好的补血功能，是非常适合女性的食物；红豆是富含叶酸的食物，产妇、乳母多吃红豆还有催乳的功效；红豆利尿消肿，对产后水肿有食疗功效。

食用功效

红豆具有止泻、消肿、滋补强壮、健脾养胃、利尿、抗菌消炎、解除毒素等功效。而且红豆还能增进食欲，促进肠胃消化吸收。将红豆与红枣、桂圆一起煮可用来补血。此外，红豆可治疗肾脏病、心脏病所导致的水肿。

良方妙方

1. 下乳：红豆 100 克，煮粥食之。
2. 妊娠出血：红豆温水浸出芽，取一撮煎汤，黄酒为引，温服。

经典论述

《本草纲目》："辟瘟疫，治产难，下胞衣，通乳汁。"

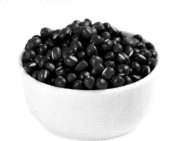

养生食谱

◆ 红豆鸭肉粥

主　料：红豆 25 克，鸭肉 100 克，大米 150 克。

调　料：葱、姜、盐各适量。

做　法：

1. 红豆洗净泡透，鸭肉切成丁备用。
2. 大米、红豆放入锅内加清水烧沸，再加入鸭肉、葱、姜、盐同煮至粥黏稠熟软即可。

功　效：利水消肿，益胃滋阴。

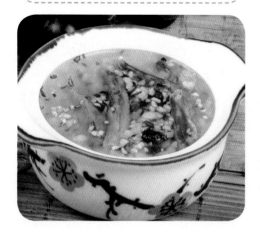

蜂蜜

补中缓痛，解毒润燥

别　　　名　食蜜、蜂糖、百花精。

性味归经　味甘，性平；归肺、脾、
　　　　　　大肠经。

建议食用量　每天 20 克。

营养成分

果糖、葡萄糖、蔗糖、麦芽糖、糊精、树胶、蛋白质、氨基酸、柠檬酸、苹果酸、琥珀酸以及微量维生素、矿物质等。

保健原理

蜂蜜被誉为"大自然中最完美的营养食品"，古希腊人更是把蜂蜜看作是"天赐的礼物"，蜂蜜营养丰富，能迅速补充体力、消除疲劳，也能润肠通便、排毒养颜，对孕产妇便秘、更年期综合征等，均具有明显的辅助食疗作用。

食用功效

蜂蜜能改善血液的成分，促进心脑血管功能，因此经常食用对心血管患者很有好处；蜂蜜还有杀菌的作用，经常食用不仅对牙齿无妨碍，还能在口腔内起到杀菌消毒的作用。失眠的人在每天睡觉前口服 1 汤匙蜂蜜（加入 1 杯温开水内），可以尽快进入梦乡。

良方妙方

血瘀痛经：白蜜 60 克，生地黄汁 50 毫升，米酒 100 毫升。把生地黄汁和酒，共入铜器里煎五沸，入蜜和匀。分 2 次服，连续服用 3 剂。

经典论述

《本草纲目》："和营卫，润脏腑，通三焦，调脾胃。"

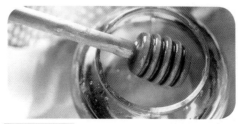

养生食谱

◆ 蜂蜜茶

主　料：甘草 5 克，洞庭碧螺春、枸杞子各 3 克，蜂蜜适量。

做　法：

1. 洞庭碧螺春、枸杞子、甘草放入杯中。

2. 倒入沸水冲泡 10 分钟后，加入适量蜂蜜即可饮用。

3. 每日 1 剂，分 2 次温服。

功　效：润燥通便，益气生津。

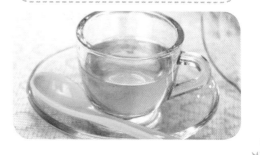

莴笋

清热利尿可通乳

别　　名	莴苣、春菜、生笋、茎用莴苣、青笋、莴菜、香马笋。
性味归经	味甘、苦，性凉；归肠、胃经。
建议食用量	每次 100～200 克。

营养成分

钙、胡萝卜素、维生素C和微元素铁、蛋白质、脂肪、糖类、磷、钾和维生素 B_1、维生素 B_2、烟酸、苹果酸等。

保健原理

莴笋含有多种营养成分，尤其含钙、磷、铁等矿物质较多，对身体有益。莴笋有清热、利尿、活血、通乳的作用，尤其适合产后少尿和无乳的产妇食用。

食用功效

莴笋味道清新且略带苦味，可刺激消化酶分泌，促进食欲，其皮和肉之间的乳状浆液，可促进胃酸、胆汁等消化液的分泌，从而对消化功能减弱、消化道中酸性降低和便秘的病人尤其有利；莴笋所含的多种维生素和矿物质具有调节神经系统功能的作用，并能改善消化系统和肝脏功能。

莴笋含有大量植物纤维素，能促进肠壁蠕动，有助于排泄，可用于治疗各种便秘。

良方妙方

产后无乳：莴笋三枚，研作泥，好酒调开服。

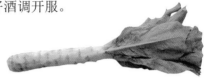

养生食谱

◆ 油泼莴笋

主　料： 嫩莴笋 500 克。

辅　料： 葱 10 克，姜 5 克，红辣椒 3 克，香油 3 克。

调　料： 橄榄油 5 克，盐 5 克，生抽 10 克，花椒 3 克。

做　法：

1. 嫩莴笋去皮切成菱形片焯水放入盘中。

2. 红辣椒顶刀切碎。

3. 锅内放少许橄榄油，煸香花椒和红辣椒碎，将葱、姜、生抽、盐、香油调成汁淋在青笋上即可。

功　效： 开胃健脾，利尿通乳。

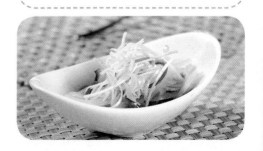

第三章

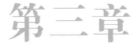

防治妇科病——
中药材来帮忙

一、补气调经类中药材

人参

大力补气摄血之品

别　　　名	血参、黄参、孩儿参。
性味归经	味甘、微苦，性平；归脾、肺、心经。
用法用量	内服：煎汤，3～10克，大剂量10～30克。

营养成分

葡萄糖、果糖、蔗糖、维生素 B_1、维生素 B_2、人参皂苷、挥发油、人参酸、泛酸、多种氨基酸、胆碱、酶、精胺、胆胺等。

保健原理

人参被历代医家称为大补元气之品，其补气摄血之功效强，尤其适用于气虚摄血之力不足而致经血过多甚至是崩漏者食用。

功用疗效

大补元气，复脉固脱，补脾益肺，生津，安神。用于体虚欲脱，肢冷脉微，脾虚食少，肺虚喘咳，津伤口渴，内热消渴，久病虚羸，惊悸失眠，心力衰竭，心源性休克。

注意事项

实证、热证而正气不虚者忌服。

良方妙方

月经不调：人参、远志、五味子、菟丝子、熟地黄各9克，山药15克，山茱萸12克，水煎，分两次服，每日1剂。适用于肾虚型月经先后不定期者。

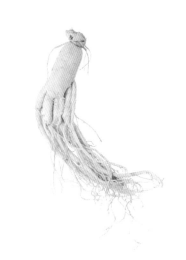

经典论述

1.《药性论》："主五脏气不足，五劳七伤，虚损瘦弱，吐逆不下食，止霍乱烦闷呕哕，补五脏六腑，保中守神。"

2.《神农本草经》："主补五脏，安精神，止惊悸，除邪气，明目，开心益智。"

3.《日华子本草》："调中治气，消食开胃。"

养生药膳

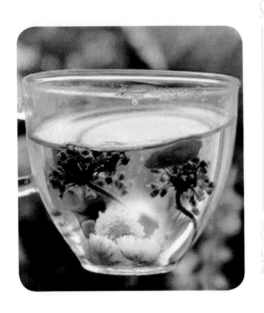

◆ 人参红枣茶

配　方：人参 3～5 克，大枣 10 颗。

做　法：在保温杯中放入人参片及去核的大枣，加沸水，盖上盖子，闷泡 15 分钟即可。

功　效：补虚生血、补脾和胃、益气生津，特别适用于崩漏下血过多或日久不止的妇女。

◆ 人参花白菊枸杞茶

配　方：人参花、杭白菊各 5 克，枸杞子 6 粒。

做　法：将上述材料一起放入杯中，倒入沸水，盖上盖子，闷泡约 5 分钟后饮用。

功　效：补肾益气，清肝明目。

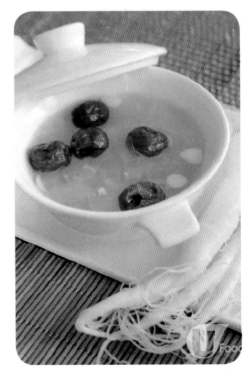

党参

补中益气又养血

别　　　名	潞党、上党人参。
性味归经	味甘，性平；归脾、肺经。
用法用量	内服：煎汤，6～15克；或熬膏，入丸、散。

营养成分

淀粉、蔗糖、葡萄糖、菊糖、皂苷、生物碱、黏液质、树脂等。

保健原理

党参为临床常用的补气药，功能补脾益肺，效近人参而较弱，烈性因此减低，适用于各种气虚不足者。另外党参养血效果较好。

功用疗效

补中益气，健脾益肺。用于脾肺虚弱，气短心悸，食少便溏，虚喘咳嗽，内热消渴。

注意事项

党参不宜与藜芦同用。有实邪者忌服。

良方妙方

1. 妇女崩漏，月经不调：党参、川芎各6克，白术、白茯苓、白芍、当归9克，黄芪、干熟地黄各12克，甘草3克，生姜3片，大枣2个。每服12克，去渣温服，不拘时候。

2. 痛经：党参、当归各15克，川芎10克，白芍12克，艾叶6克，阿胶10克（烊化冲服），水煎服，每日1剂，分2次服。适用于气血不足者。

经典论述

1.《本经逢原》："清肺。上党人参，虽无甘温峻补之功，却有甘平清肺之力，亦不似沙参之性寒专泄肺气也。"

2.《纲目拾遗》："治肺虚，益肺气。"

3.《本草正义》："党参力能补脾养胃，润肺生津，腱运中气，本与人参不甚相远。其尤可贵者，则健脾运而不燥，滋胃阴而不湿，润肺而不犯寒凉，养血而不偏滋腻，鼓舞清阳，振动中气，而无刚燥之弊。"

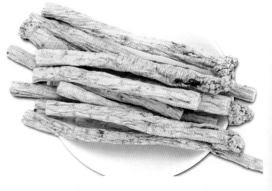

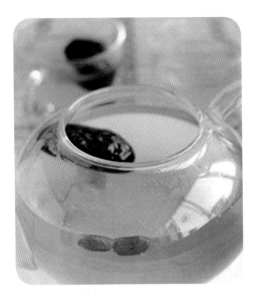

◆ 党参黄花山药粥

配　方：党参 10 克，黄花 40 克，山药、糯米各 50 克。

做　法：党参、黄花洗净，党参切片，山药洗净切丁，砂锅中放糯米和水、山药丁、党参、黄花一起煲制 30 分钟即可。

功　效：补中益气，升阳固表。

◆ 党参枸杞茶

配　方：党参、枸杞子各 10 克，陈皮 15 克，黄芪 30 克。

做　法：将所有茶材放入锅中，加清水，煮 30 分钟，去渣取汁。

功　效：补中益气，健脾益肺，滋阴保肝。

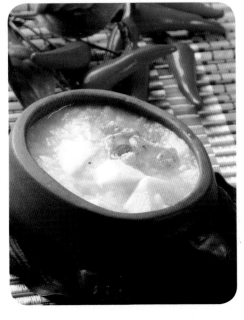

黄芪

调经补气不可少

别　　名	绵芪、绵黄芪、黄蓍。
性味归经	味甘，性温；归肺、脾经。
用法用量	煎服，9～30克；蜜炙可增强其补中益气的作用。

营养成分

皂苷、蔗糖、多糖、氨基酸、叶酸、硒、锌、铜等。

保健原理

黄芪中的多糖类和总黄酮类活性物质，具有补气力、增强抵抗力等功效，有助于改善气血亏虚型的月经不调、崩漏、产后气虚血少等。

功用疗效

补气固表，利尿排毒，排脓，敛疮生肌。用于气虚乏力，食少便溏，中气下陷，久泻脱肛，便血崩漏，表虚自汗，气虚水肿，痈疽难溃，久溃不敛，血虚萎黄，内热消渴；慢性肾炎蛋白尿，糖尿病。

注意事项

实证和阴虚阳盛者忌用。

良方妙方

月经不调：黄芪、党参各30克，大枣8枚，猪瘦肉适量，加适量水煎汤。吃参、枣、肉及饮汤。适用于气虚型者（月经提前量多，色淡红，稀薄，神疲乏力，舌淡，脉细弱）。

养生药膳

◆ 黄芪升麻茶

配　方：黄芪30克，郁李仁10克，升麻5克，防风3克，蜂蜜适量。

做　法：

1. 将黄芪、升麻、郁李仁、防风研为粗末，置杯中。

2. 将药末用沸水冲泡20分钟后，加入蜂蜜，即可饮用。

3. 每日1剂，频频代茶饮服。

功　效：益气升阳，透疹解毒，利水消肿。

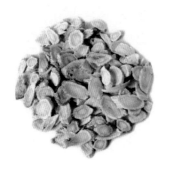

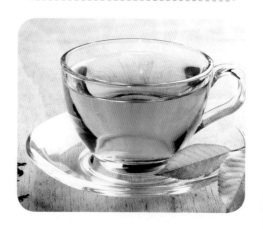

香附

行气解郁善调经

别　　名	莎草、香附子、香头草。
性味归经	味辛、微苦、微甘，性平；归肝、脾、三焦经。
用法用量	内服：煎汤，5～10克；或入丸、散。

营养成分

葡萄糖、果糖、淀粉、挥发油等。

保健原理

香附历来被誉为"气病之总司，女科之主帅也"。女子血脉是否通畅和肝是否条达有密切关系，香附疏肝解郁、理气的临床效果佳，因此也常用于调经、带下、产后、绝经前后综合征等。

功用疗效

行气解郁，调经止痛。用于肝郁气滞，胸、胁、脘腹胀痛，消化不良，胸脘痞闷，寒疝腹痛，乳房胀痛，月经不调，闭经，痛经。

注意事项

气虚无滞，阴虚、血热者慎服。

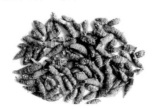

良方妙方

1. 月经不调：香附9克，郁金、当归各6克，车前子12克，枸杞子20克。水煎服。每日1剂，分3次服用。

2. 赤白带下，胎气不固：香附250克。醋煮，焙为末，醋和丸梧桐子大。每服30～40丸，以米汤送下。

养生药膳

◆ 香附丝瓜蘑菇

配　方：香附10克，丝瓜50克，蘑菇60克，植物油、姜、葱、盐、味精各适量。

做　法：香附去杂质洗净，丝瓜切成5厘米条，姜切片，葱切段，蘑菇切条备用；锅烧热放植物油，下入姜、葱爆香，放入蘑菇条、丝瓜条、香附、盐、味精等调好口，翻炒至熟即可。

功　效：疏肝解郁，祛痰止咳，开胃消食。

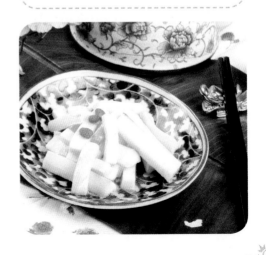

白扁豆
健脾化湿调水液

别　　　名	峨眉豆、扁豆子、茶豆。
性味归经	味甘，性微温；归脾、胃经。
用法用量	煎汤，9～15克；或生品捣研水绞汁。

营养成分

蛋白质、糖分、胡萝卜素、维生素B$_1$、维生素C、棕榈酸、亚油酸、反油酸、硬脂酸、葫芦巴碱、蛋氨酸、植物凝集素、钙、铁等。

保健原理

白扁豆是健脾的良药，脾主运化和助湿气，脾健则可以很好地调理体内水液代谢和湿气，改善月经不调、水肿等水液代谢失常以及带下过多的症状。

功用疗效

健脾化湿，和中消暑。用于脾胃虚弱，食欲不振，大便溏泻，白带过多，暑湿吐泻，胸闷腹胀。

注意事项

白扁豆不宜多食；患寒热病者忌食。

良方妙方

1. 赤白带下：白扁豆适量，炒后研为细末。用时，取药末6克，以米汤送服。

2. 妊娠水肿：扁豆适量，炒黄，磨成粉。每次9克，每日早、中、晚饭前各服1次，灯心汤调服。

3. 胎动不安，先兆流产：生扁豆15～30克，每日1剂，加水煎浓汤，分2次服。

4. 脾虚水肿：炒扁豆30克，茯苓15克，研为细末，每次3克，加红糖适量，用沸水冲调服。

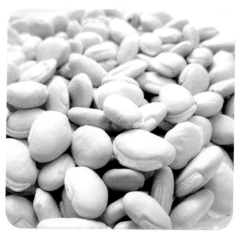

经典论述

1. 《本草纲目》："止泻痢，消暑，暖脾胃……"

2. 《本草新编》："味轻气薄，单用无功，必须同补气之药共用为佳。"

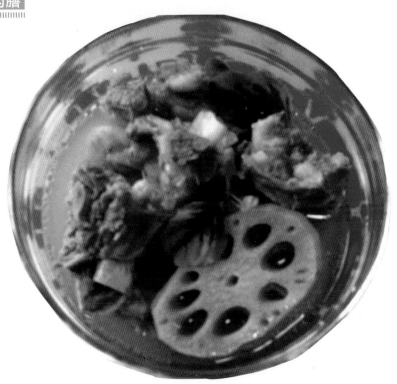

◆ 白扁豆莲藕炖排骨

配　方：白扁豆 50 克，莲藕 150 克，排骨 250 克。

做　法：白扁豆泡软，莲藕去皮切块，排骨剁块汆水一同放入锅中，加入清水煲制熟软调味即可。

功　效：健脾祛湿，补肾养血。

二、补血活血类中药材

丹参

·养血安神通经

别　　　名	紫丹参、红丹参、红根。
性味归经	味苦，性微寒；归心、肝经。
用法用量	内服：煎汤，5～15克，大剂量可用至30克。

营养成分

丹参酮、隐丹参酮、异丹参酮、丹参内酯、丹参酸、原儿茶酸、琥珀酸等。

保健原理

丹参有养血安神的作用，被历代医家誉为调经产后要药。

功用疗效

祛瘀止痛，活血通经，清心除烦。用于月经不调，闭经痛经，癥瘕积聚，胸腹刺痛，热痹疼痛，疮疡肿痛，心烦不眠，肝脾肿大，心绞痛。

注意事项

无瘀血者、妊娠妇女、大便不实者忌服。

良方妙方

妇人月经不调，产前胎不安，产后恶血不下：丹参（去芦）不以多少，为末。每服6克，酒调下，经脉不调食前，冷热劳无时。

经典论述

《本草纲目》："活血，通心包络。治疝痛。"

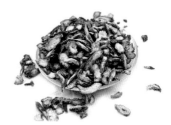

养生药膳

◆ 丹参茶

配　方：丹参2克，绿茶3克。

做　法：在杯中放入丹参、绿茶及适量沸水，盖上盖子，闷泡5分钟即可。

功　效：养血安神，清心除烦。

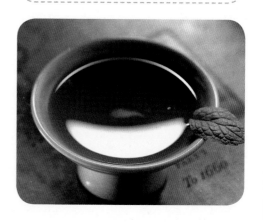

白芍
养血调经能敛阴

别　　　名	生白芍、白芍药、杭芍。
性味归经	味苦、酸，性微寒；归肝、脾经。
用法用量	内服：煎汤，5～12克；或入丸、散。大剂量可用15～30克。

营养成分

芍药苷、氧化芍药苷、白芍苷、药苷无酮、芍药新苷、芍药内酯、胡萝卜苷、右旋儿茶精、挥发油等。

保健原理

白芍能养血敛阴，常与当归、熟地黄、川芎等药配合治疗妇科疾患。白芍还有养血的作用，可以治疗面色萎黄、面部色斑、无光泽，其养血而柔肝，缓急而止痛，故可用于肝气不和所致的胸胁疼痛、腹痛、痛经。

功用疗效

平肝止痛，养血调经，敛阴止汗。用于头痛眩晕，胁痛，腹痛，四肢挛痛，血虚萎黄，自汗盗汗，月经不调，崩漏，带下。

注意事项

虚寒腹痛泄泻者慎服。

良方妙方

月经不调：益母草30克，白芍、白术各12克，水煎，每日1剂，分两次服。用于月经后期与量少者。

经典论述

《神农本草经》："主邪气腹痛，除血痹，破坚积，治寒热疝瘕，止痛，利小便，益气。"

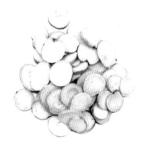

养生药膳

◆ 当归白芍茶

配　　方：当归10克，白芍15克。

做　　法：将上述材料一起放入杯中，冲入沸水，盖上盖子，闷泡约15分钟后饮用。

功　　效：补血柔肝。

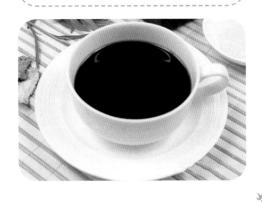

赤芍

凉血调经不留瘀

别　　　名	山芍药、木芍药、草芍药。
性味归经	味苦，性微寒；归肝经。
用法用量	煎汤，5～15克；或入丸、散。

营养成分

芍药苷、氧化芍药苷、苯甲酰芍药苷、白芍苷、芍药新苷、胡萝卜苷、挥发油等。

保健原理

赤芍凉血活血，是不可多得的凉血而又不留瘀的中药，临床常用于治疗血热津伤而血脉瘀滞的月经不调、痛经、产后腹痛。

功用疗效

清热凉血，散瘀止痛。用于温毒发斑，吐血衄血，目赤肿痛，肝郁胁痛，闭经痛经，癥瘕腹痛，跌扑损伤，痈肿疮疡。

注意事项

血虚者慎服。

良方妙方

1. 妇人血崩不止，赤白带下：香附子、赤芍药各等份。上药为末，入盐少计，加水 400 毫升，煎至 200 毫升，去渣。饭前服。

2. 急性乳腺炎：赤芍 30 克，生甘草 6 克。水煎服。如发热加黄芩，另用白蔹根、食盐少许捣敷患处。

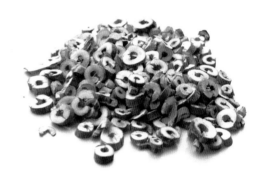

经典论述

1. 《本草经疏》："赤芍药破血，故凡一切血虚病，及泄泻，产后恶露已行、少腹痛已止，痈疽已溃，并不宜服。"

2. 《日华子本草》："治风补劳，主女人一切病并产前后诸疾，通月水，退热除烦，益气，天行热疾，瘟瘴惊狂，妇人血运，及肠风泻血；痔瘘、发背、疮疥，头痛，明目，目赤，胬肉。"

养生药膳

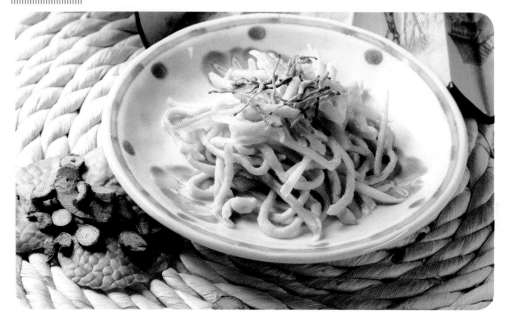

◆ 赤芍金银花炒肉丝

配 方：赤芍 30 克，金银花、西芹各 50 克，里脊肉 150 克，葱、姜、盐、味精、胡椒粉、植物油各适量。

做 法：

1. 赤芍、金银花放入锅内，加水适量，煎煮 15 分钟，取药汁备用；里脊肉、西芹切成丝。

2. 锅置火上，放少许植物油，爆香葱姜，下肉丝炒熟，放入西芹丝、盐、味精、胡椒粉翻炒至熟即可食用。

功 效：清热解毒，散瘀止痛。

熟地黄
益精填髓补血

别　　名	熟地。
性味归经	味甘，性微温；归肝、肾经。
用法用量	煎汤，10～30克；或入丸、散；或熬膏；或浸酒。

营养成分

氨基酸、单糖、益母草苷、桃叶珊瑚苷、梓醇、地黄苷、地黄素、焦地黄素、焦地黄内酯、地黄苦苷元、脂肪酸等。

保健原理

熟地黄能补血滋阴而养肝益肾，凡血虚阴亏、肝肾不足所致的眩晕，均可应用。补血常与当归、白芍等同用；配当归、白芍、香附等药，可用治月经不调；配阿胶、当归、白芍等，可用于崩漏。

功用疗效

补血滋阴，益精填髓。用于血虚萎黄，心悸怔忡，月经不调，崩漏下血，肝肾阴虚，腰膝酸软，骨蒸潮热，盗汗遗精，内热消渴，眩晕，耳鸣，须发早白。

注意事项

脾胃虚弱、气滞痰多、腹满便溏者忌服。

良方妙方

1. 月经不调：熟地黄20克，白芍、川芎各5克，益母草膏40克。上药制成丸剂。每服6克，日服2次。膏剂，每服15克，日服2次。

2. 痛经：当归15克，熟地黄、巴戟天、续断各10克，川芎6克，每日1剂，分两次服。适用于肝肾不足者。

3. 经行头痛：熟地黄18克，山茱萸、山药各12克，泽泻、牡丹皮、茯苓、夏枯草、白蒺藜各9克，水煎，分两次服。适用于肝火旺者。

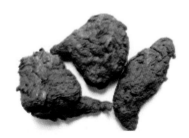

经典论述

1. 《本草纲目》："填骨髓，长肌肉，生精血，补五脏、内伤不足，通血脉，利耳目，黑须发，男子五劳七伤，女子伤中胞漏，经候不调，胎产百病。"

2. 《珍珠囊》："大补血虚不足，通血脉，益气力。"

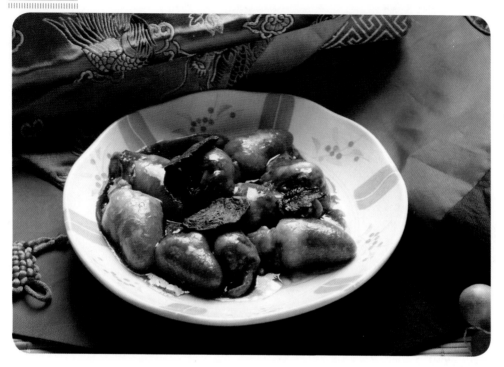

◆ 熟地黄炒鸡心

配　方：熟地黄 12 克，鸡心 200 克，红椒 50 克，葱、姜、盐、味精、芡粉、植物油各适量。

做　法：熟地黄煎取浓汁调盐、味精加芡粉搅匀备用；锅置火上，加植物油煸香葱、姜、红椒，下入鸡心爆炒至熟，烹芡汁炒匀即可。

功　效：补血滋阴。

生地黄

清热凉血又滋阴

别　　　名	生地、地黄、怀生地。
性 味 归 经	味甘，性寒；归心、肝、肾经。
用 法 用 量	煎汤，10～15克。

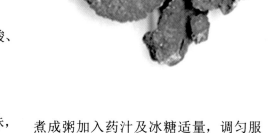

营养成分

葡萄糖、蔗糖、维生素 A、氨基酸、地黄素、梓醇、甘露醇、生物碱等。

保健原理

鲜生地黄甘寒多汁，略带苦味，性凉而不滞，质润而不腻，主要功用为清热生津，凉血止血，且能止血而不留瘀。《本草汇言》载："生地，为补肾要药，益阴上品……治胎产劳伤，皆血之愆，血得其养，则胎产获安。"

功用疗效

清热凉血，养阴，生津。用于热病舌绛烦渴，阴虚内热，骨蒸劳热，内热消渴，吐血，衄血，发斑发疹。

注意事项

脾虚泄泻、胃寒食少的人慎服。胸膈有痰者慎服。

良方妙方

1. 月经不调：生地黄 45 克，大米适量，将生地黄煎汤去渣取汁，大米煮成粥加入药汁及冰糖适量，调匀服食，适用于血热型者。

2. 胎热胎动不安：黄芩 10 克，生地黄、竹茹各 15 克，水煎服。

3. 产后崩中，下血不止，心神烦乱：生地黄汁半小盏，益母草汁半小盏。上药，入酒一小盏相和，煎三、五沸，分为三服，频频服之。（《圣惠方》地黄酒）

经典论述

1.《名医别录》："主妇人崩中血不止，及产后血上薄心、闷绝，伤身胎动下血、胎不落，堕坠腕折，瘀血留血，鼻衄吐血，皆捣饮之。"

2.《药性论》："解诸热，破血，通利月水闭绝，亦利水道，捣薄心腹，能消瘀血。患者虚而多热，加而用之。"

养生药膳
||||||||||||||||||||

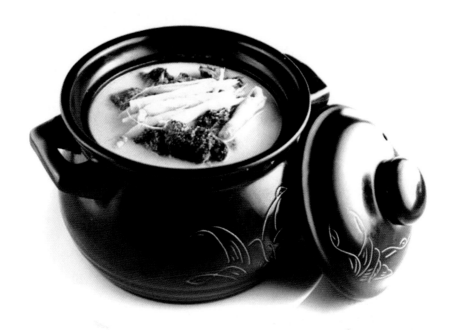

◆ 地黄乌鸡汤

配　方：乌骨鸡 1 只，猪肉 100 克，生地黄 10 克，红枣 10 个，姜、葱、盐、味精、料酒各适量。

做　法：

1. 生地黄浸泡 5 小时切片，猪肉切片，乌骨鸡去内脏，切成小块，用热水氽烫去除血水。

2. 锅置火上，放入乌鸡块、猪肉片、地黄片、红枣、姜，炖熟后加入盐、料酒、味精、葱调味即可。

功　效：补虚益气，生津养血。

红花

活血通经散瘀痛

别 名	草红花、红蓝花、刺红花。
性味归经	味辛，性温；归心、肝经。
用法用量	内服：煎汤，3～10克。

营养成分

红花黄色素、红花苷、红花油、脂肪油等。

保健原理

红花辛散温通，少用活血，多用祛瘀，为治瘀血阻滞之要药，尤为妇女调经常用之品。在配伍方面，本品每与桃仁相须为用，活血则加当归、川芎、芍药等；祛瘀则加用三棱、莪术、大黄、䗪虫等。

功用疗效

活血通经，散瘀止痛。用于闭经，痛经，恶露不行，癥瘕痞块，胸痹心痛，瘀滞腹痛，胸胁刺痛，跌扑损伤，疮疡肿痛。

注意事项

孕妇忌用；溃疡病及出血性疾病者慎用。

妙方良方

1. 经行头痛：红花、桃仁、白芍、当归各9克，川芎6克，熟地黄12克，水煎，分两次服。用于血瘀者。

2. 经来量少，紫黑有块，腹痛：山楂30克，红花15克，白酒250毫升，将上药入酒中浸泡1周。每次30～45克，每日2次，视酒量大小，不醉为度。

3. 闭经：红花9克，黑豆90克，红糖60克，水煎服。适用于气滞血瘀者。

4. 痛经：红花6克，鸡血藤24克，水煎，调黄酒适量服。

5. 白带：红花2.5克，墓头回25克，水煎服。

6. 产后腹痛：炮姜、红花、川芎、炙甘草各10克，桃仁、蒲黄（包煎）各15克，五灵脂20克（包煎），水煎服。

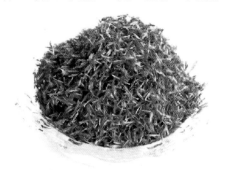

经典论述

1.《本草纲目》："活血，润燥，止痛，散肿，通经。"

2.《唐本草》："治口噤不语，血结，产后诸疾。"

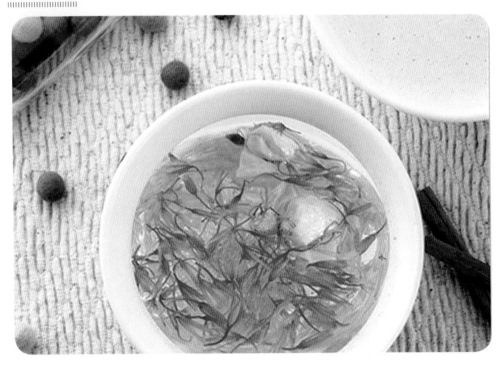

◆ 红花玫瑰茶

配　方：红花 15 克，玫瑰花 10 朵。

做　法：将上述材料一起放入杯中，冲入
沸水，盖上盖子，闷泡 3～5 分钟后饮用。

功　效：行气活血，去瘀止痛。

桑椹

养阴补血益肝肾

别　　　名	桑实、乌葚、文武实。
性味归经	味甘，性寒；归心、肝、肾经。
用法用量	10～15克；或熬膏、浸酒、生啖。

营养成分

葡萄糖、鞣酸、苹果酸、胡萝卜素、维生素 B_1、维生素 B_2、维生素C、脂肪酸、钙、铁、锌等。

保健原理

桑椹含有多种人体必需的氨基酸及钙、铁、锌等多种矿物元素，具有良好的补益调养作用。

功用疗效

补血滋阴，生津润燥。用于眩晕耳鸣，心悸失眠，须发早白，津伤口渴，内热消渴，血虚便秘。

注意事项

桑椹不可多食久服，否则易致鼻出血。脾胃虚寒腹泻的人勿服。孕妇忌用。

良方妙方

1. 闭经：桑椹子15克，红花3克，鸡血藤30克。上药加黄酒和水煎，每日1剂，分两次服用。

2. 月经不调：桑椹子15克洗净，放入砂锅，加水1000毫升，武火煮沸后改文火煮20分钟，取汁，加入蜂蜜20克拌匀。代茶频饮。

3. 肾虚腰酸：女贞子9克，桑椹、墨旱莲、枸杞子各12克，水煎服，每日1剂。

经典论述

1. 《本草纲目》："捣汁饮，解酒中毒，酿酒服，利水气，消肿。"

2. 《滇南本草》："益肾脏而固精，久服黑发明目。"

3. 《本草述》："乌椹益阴气便益阴血，血乃水所化，故益阴血，还以行水，风与血同脏，阴血益则风自息。"

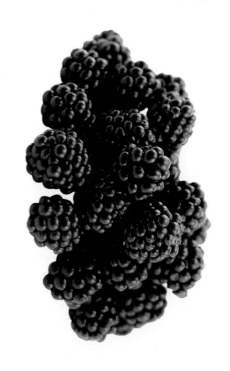

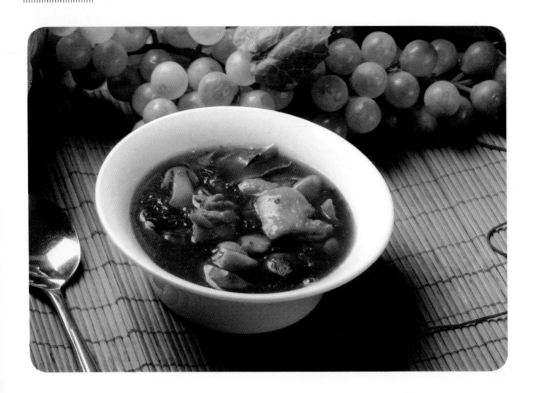

◆ 桑椹烩鸡球

配　方：桑椹 25 克，仔鸡肉 200 克，草菇 30 克，枸杞子 6 克。

调　料：植物油、盐、鸡粉、味精、胡椒粉、芡粉、清汤各适量。

做　法：仔鸡肉码味上浆滑熟，加清汤、桑椹、草菇、枸杞子、盐、鸡粉、味精、胡椒粉勾芡即可。

功　效：补肾益精。

月季花

活血调经之"花中皇后"

别　　　　名	四季花、月月红。
性味归经	味甘,性温;归肝、肾经。
用法用量	煎汤或开水泡服,3～6克,鲜品9～15克。

营养成分

挥发油、牻牛儿醇、橙花醇、香茅醇、葡萄糖苷、没食子酸、槲皮苷、鞣质、色素等。

保健原理

月季花祛瘀、行气、止痛的作用明显,临床上常被用于治疗月经不调、痛经等病症。

功用疗效

活血调经,疏肝解郁。用于气滞血瘀,月经不调,痛经,闭经,胸胁胀痛。

注意事项

用量不宜过大,多服久服可引起腹痛及便溏腹泻。孕妇慎用。

良方妙方

1. 月经不调:鲜月季花每次9～15克,开水泡服,连服数次。

2. 产后子宫脱垂:取鲜月季花30克,与适量红糖、黄酒炖服。

经典论述

《现代实用中药》:"活血调经。治月经困难,月经期拘挛性腹痛。外用捣敷肿毒,能消肿止痛。"

养生药膳

◆ 月季花茶

配　方:月季花干品6朵,代代花干品3克。

做　法:将月季花、代代花放入杯中,倒入沸水,盖上盖子,闷泡约3分钟后饮用。

功　效:调经活血,行气止痛。

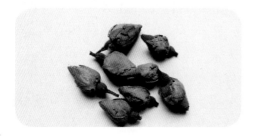

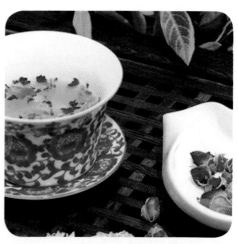

玫瑰花

和血养颜的"解郁圣药"

别　　　名	刺玫花、穿心玫瑰。
性味归经	味甘、微苦，性温；归肝、脾经。
用法用量	煎汤或开水泡服，3～6克，鲜品9～15克。

营养成分

维生素C、糖类、挥发油、槲皮苷、苦味质、鞣质、脂肪油、有机酸（没食子酸）、红色素、黄色素、蜡质等。

保健原理

玫瑰花和血散瘀、温养血脉，对月经不调、白带异常、妇女更年期综合征等有调养防治作用。

功用疗效

行气解郁，和血，止痛。用于胸膈满闷，胃脘痛，乳房胀痛，月经不调，赤白带下，泄泻痢疾，跌打损伤，风痹，痈肿等症。

注意事项

阴虚火旺者慎服。

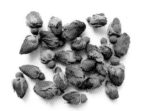

良方妙方

痛经（血瘀型）：玫瑰花、月季花、凌霄花、桂花各3克，加红糖适量，沸水冲泡5分钟。代茶温饮。

经典论述

1.《食物本草》："主利肺脾，益肝胆，辟邪恶之气，食之芳香甘美，令人神爽。"

2.《本草再新》："舒肝胆之郁气，健脾降火。治腹中冷痛，胃脘积寒，兼能破血。"

养生药膳

◆ 玫瑰活血茶

配　方：玫瑰花5朵，洋甘菊4克，金盏花3朵。

做　法：将上述材料混合，与适量沸水放入杯中，盖上盖子，闷泡10分钟即可。

功　效：充盈气血，缓解经期焦虑。

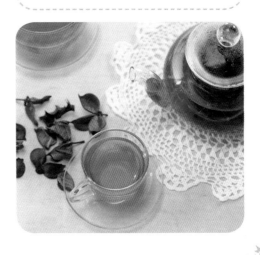

红枣

·-❸·- 补血调经的"天然维生素丸"

别　　　名	大枣、枣子。
性味归经	味甘，性平温；归脾、胃经。
建议食用量	每天 5 ～ 10 枚（50 ～ 100 克）。

营养成分

蛋白质、膳食纤维、糖类、维生素 C、桦木酸、山楂酸、光千金藤碱、黄酮苷、大枣皂苷、磷、钾、钠、钙等。

保健原理

大枣多糖是大枣补气生血的主要活性成分，对全血细胞有明显的改善作用，而且可以使红细胞膜酶活力明显改善，改善机体的能量代谢。因此近年来临床上用它补血以止血，是常用的补血调经品。

功用疗效

补中益气，养血安神。用于脾虚食少，乏力便溏，妇人脏躁。

注意事项

腹胀呕吐者忌食；妇女生产前后不宜食用。

良方妙方

1. 月经不调：大枣 20 枚，益母草 10 克，红糖 10 克，加水炖饮汤，每日早晚各 1 次。适宜于经期受寒所致月经后延、月经过少等症。

2. 闭经：大枣、红糖各 100 克，生姜 25 克。水煎代茶饮，连服至月经来潮为止。

3. 阴虚之经期延长：墨旱莲、茜草各 30 克，大枣 10 枚。水煎取药汁。代茶饮。

4. 产后汗出：糯稻根、红枣各 50 克。水煎取药汁。代茶频饮，每日 1 剂，连服 4 ～ 5 日。

5. 头昏乏力、耳鸣眼花、心悸多梦、入睡难：夜交藤、生地黄、百合各 15 克，浮小麦 30 克，炙甘草 6 克，红枣 7 枚。用水浓煎，日服 2 次，临睡前加服 1 次。

经典论述

1.《神农本草经》："主心腹邪气，安中养脾，助十二经。平胃气，通九窍，补少气、少津液，身中不足，大惊，四肢重，和百药。"

2.《名医别录》："补中益气，强力，除烦闷，治心下悬。"

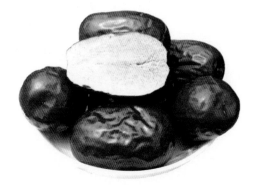

养生药膳

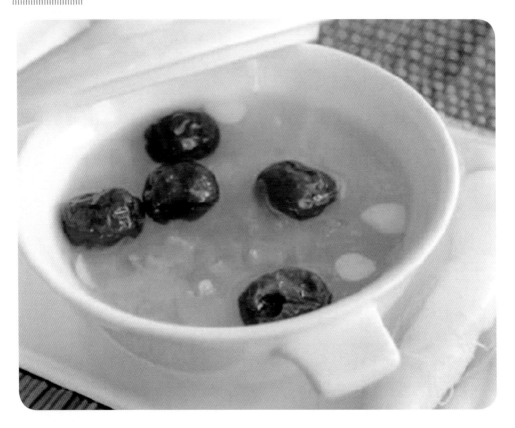

◆ 人参红枣茶

配　方：人参 3～5 克，大枣 10 颗。

做　法：在保温杯中放入人参片及去核的大枣，加沸水，盖上盖子，闷泡 15 分钟即可。

功　效：补虚生血，补脾和胃，益气生津。

当归

补血活血，调经止痛

别　　　名	干归、云归、马尾归。
性味归经	味甘、辛，性温；归肝、心、脾经。
用法用量	煎汤，6～12克；或入丸、散；或浸酒。

营养成分

挥发油、蔗糖、维生素 B_{12}、维生素 A 类物质、油酸、亚油酸、谷甾醇、亚叶酸、凝胶因子、生物素等。

保健原理

当归具有补血功能，常与黄芪、党参等配伍，用治血虚体弱；因它又能活血，故可用于调经，为妇科常用药品。治月经不调、经行愆期或过少，常与熟地黄、白芍、川芎等配伍；治经行腹痛，常与香附、延胡索等同用；治闭经不通，可与桃仁、红花等配伍；治崩漏，可与阿胶、生地黄、艾叶等同用。

功用疗效

补血活血，调经止痛，润肠通便。用于血虚萎黄，眩晕心悸，月经不调，闭经痛经，虚寒腹痛，肠燥便秘，风湿痹痛，跌扑损伤，痈疽疮疡。酒当归活血通经。用于闭经痛经，风湿痹痛，跌扑损伤。

注意事项

湿阻中满、大便溏泄者慎服。

良方妙方

1. 月水不通：当归（切，焙）30克，干漆（炒烟出）、川芎各15克。上三味捣箩为末，炼蜜和丸，如梧桐子大。每服20丸，温酒下。

2. 血崩：当归30克，龙骨60克（炒赤），香附子（炒）9克，棕毛灰15克。上为末，米饮调9～12克，空腹服。

3. 痛经，月经不调：当归15克，水煎服。适用于气滞血瘀者。

经典论述

1.《神农本草经》："主咳逆上气，温疟寒热洗洗在皮肤中，妇人漏下，绝子，诸恶疮疡金疮，煮饮之。"

2.《本草纲目》："治头痛，心腹诸痛，润肠胃筋骨皮肤。治痈疽，排脓止痛，和血补血。"

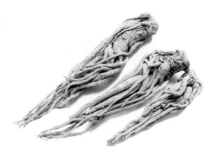

养生药膳

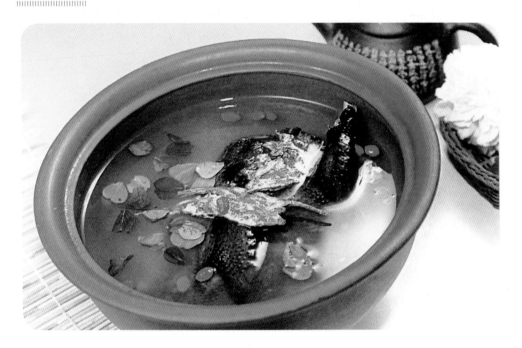

◆ 当归乌鸡汤

配　方：乌骨鸡肉 250 克，当归 20 克，田七 8 克，盐 5 克，味精 3 克，酱油 2 毫升，香油 5 毫升。

做　法：

1. 把当归、田七用水洗干净，然后用刀剁碎。

2. 把乌骨鸡肉用水洗干净，用刀剁成块，放入开水中煮 5 分钟，再取出过冷水。

3. 把所有的材料放入炖锅中，加水，慢火炖 3 小时，最后加盐、味精、酱油、香油调味即可。

功　效：散瘀消肿，止血活血，止痛行气。

益母草

·活血利尿调经

别　　　名	益母、益母蒿、茺蔚。
性味归经	味苦、辛，性微寒；归肝、心包经。
用法用量	煎汤，10～15克，熬膏或入丸、散。

营养成分

维生素A、益母草碱、水苏碱、益母草宁、月桂酸、苯甲酸、亚麻酸、甾醇、油酸、芸香苷、精氨酸等。

保健原理

益母草辛开苦泄，功能活血调经、祛瘀生新，为妇科经产要药，常用于月经不调、痛经，产后恶露不尽及瘀滞腹痛，可单味熬膏服用，也可与当归、川芎、赤芍等配伍应用。

功用疗效

活血调经，利尿消肿。用于月经不调，痛经，闭经，恶露不尽，水肿尿少；急性肾炎水肿。

注意事项

阴虚血少者忌服；孕妇禁用。

良方妙方

1. 月经不调：鸡蛋2个，益母草30克，将鸡蛋洗净，同益母草加水共炖，蛋熟后去壳再煮20分钟，吃蛋饮汤。

2. 闭经：益母草30～50克，红糖25克。益母草加水煎，调入红糖。每日1剂，饭前服。

3. 产后腹痛：益母草50克，生姜30克，大枣、红糖各15克，水煎服。每日1次。

经典论述

1. 《本草纲目》："活血，破血，调经，解毒。治胎漏产难，胎衣不下，血晕，血风，崩中漏下，尿血，泻血，痢，疳，痔疾，打扑内损瘀血，大便、小便不通。"

2. 《本草衍义》："治产前产后诸疾，行血养血；难产作膏服。"

3. 《本草蒙筌》："去死胎，安生胎，行瘀血，生新血。治小儿疳痢。"

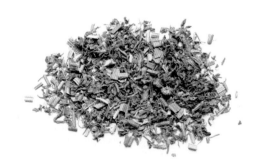

养生药膳

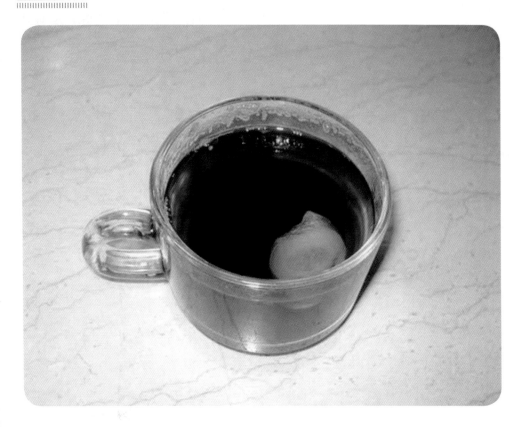

◆ 益母草生姜茶

配　方：益母草 15 克，生姜 10 克。

做　法：将上述材料一起放入砂锅中，倒入适量清水，大火烧开后小火煎煮约 20 分钟，滤取汤汁，温热饮用。

功　效：散瘀暖宫。

枸杞子
滋补肝肾调气血

别　　　　名	枸杞豆、血杞子。
性味归经	味甘,性平;归肝、肾经。
用法用量	煎汤,5～15克;或入丸、散、膏、酒剂。

营养成分

氨基酸、枸杞子多糖、胡萝卜素、硫胺素、维生素B_2、烟酸、维生素C、甜菜碱、玉蜀黍黄质、酸浆果红素、隐黄质、东莨菪素等。

保健原理

枸杞子有补益肝肾之功,能增强免疫力、改善造血功能、抗衰老、护肝等,可促进产后子宫恢复,防治产后贫血、产后乳汁少、月经不调、闭经等病症。

功用疗效

滋补肝肾,益精明目。用于虚劳精亏,腰膝酸痛,眩晕耳鸣,内热消渴,血虚萎黄,目昏不明。

注意事项

外邪实热,脾虚有湿及泄泻者忌服。

良方妙方

1. 闭经:枸杞子24克,女贞子21克,红花9克,水煎服,每日2次。或枸杞子、黄芪各30克,乳鸽1只(去毛和内脏),放炖盅内加水适量,隔水炖熟,吃肉饮汤。适用于气血不足型者。

2. 妊娠呕吐:枸杞子50克,黄芩5～10克,开水冲泡,温时频服,以愈为度。

3. 肾虚腰酸:女贞子9克,桑椹、墨旱莲、枸杞子各12克,水煎服,每日1剂。

经典论述

1.《本草纲目》:"滋肾,润肺,明目。"

2.《药性论》:"能补益精诸不足,易颜色,变白,明目,安神。"

3.《食疗本草》:"坚筋耐老,除风,补益筋骨,能益人,去虚劳。"

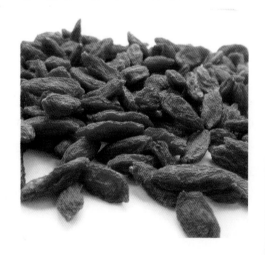

养生药膳

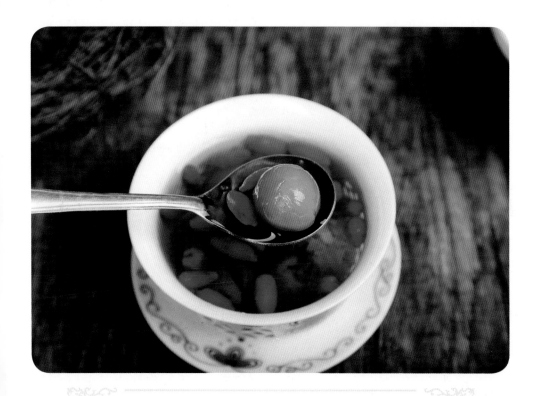

◆ 枸杞桂圆茶

配　方：桂圆肉干品 10 克，红枣 10 枚，枸杞子 3 粒，莲子 20 克，红糖适量。

做　法：将桂圆肉、红枣、枸杞子、莲子一起放入锅中，倒入适量清水，大火烧沸，小火煎煮至莲子软烂，调入红糖后服用。

功　效：祛寒，活血养血。

阿胶

滋阴补血又止血

别　　　名　驴皮胶、盆覆胶。

性味归经　味甘，性平；归肝、肺、肾经。

用法用量　5～10克；炒阿胶可入汤剂或丸、散。

营养成分

甘氨酸、脯氨酸、谷氨酸、丙氨酸、精氨酸、天冬氨酸、赖氨酸、苯丙氨酸、丝氨酸、组氨酸、钾等。

保健原理

一般女性病都源于精血虚、肝肾不足，所以治疗原则为补肝益血。阿胶和血补血，用于血虚所致的头晕目眩、心悸、失眠、健忘、脸色萎黄、肢体乏力等；也可用于各种出血，如吐血、咯血、鼻出血、便血、尿血、崩漏等症。

功用疗效

补血滋阴，润燥，止血。用于血虚萎黄，眩晕心悸，肌痿无力，心烦不眠，虚风内动，肺燥咳嗽，劳嗽咯血，吐血尿血，便血崩漏，妊娠胎漏。

注意事项

作为一般滋补品，阿胶宜在饭前服用。咳嗽痰多者慎用。

良方妙方

1. 妇人漏下不止：阿胶、鹿茸各90克，乌贼骨、当归各60克，蒲黄30克。上药治下筛。空腹酒服2克，每日3次，夜间服1次。

2. 肝肾精血虚弱引起的月经不调、崩漏：女贞子、生地黄、熟地黄各15克，知母、阿胶各9克，首乌、当归、白芍、黄柏、旱莲草各12克。水煎服。每日1剂，分3次服用。

经典论述

1.《神农本草经》："主心腹内崩，劳极洒洒如疟状，腰腹痛，四肢酸痛，女子下血，安胎。"

2.《本草纲目》："疗吐血衄血，血淋尿血，肠风下痢，女人血病血枯，经水不调，无子，崩中带下，胎前产后诸疾……虚劳咳嗽，喘急，肺痿唾脓血……和血滋阴，除风润燥，化痰清肺。"

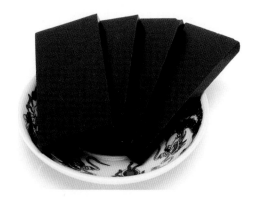

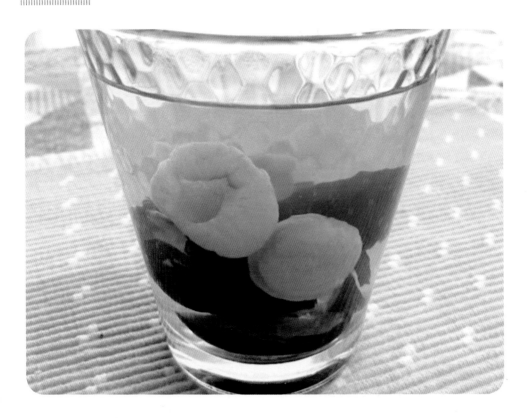

◆ 阿胶桂圆茶

配　方：桂圆 5 克，阿胶 3 克，红枣 1 个。

做　法：将茶材放入杯中，加沸水，盖上盖子，闷泡
10 分钟，取汁饮。

功　效：补血养气，益脾安神，润肤美容。

山楂

活血化瘀可调经

别　　　名	山里红、红果、赤枣子。
性味归经	味甘、酸，性微温；归脾、胃、肝经。
建议食用量	每次 3～4 个（50 克）。

营养成分

皮苷、蛋白质、胡萝卜素、烟酸、黄酮苷类、三萜类、槲皮素、维生素C、铁、钙等。

保健原理

山楂可化血块、气块，如果以味甘的中药为佐配伍，可以化瘀血而不伤新血，开郁气而不伤正气，其性平和。用于月经不调、功能性子宫出血、痛经、产后子宫收缩无力、产妇恶露不尽等妇科疾病。

功用疗效

消食健胃，行气散瘀。用于肉食积滞，胃脘胀满，泻痢腹痛，瘀血闭经，产后瘀阻，心腹刺痛，疝气疼痛；高脂血症。焦山楂消食导滞作用增强。用于肉食积滞，泻痢不爽。

注意事项

病后初愈，体质虚弱的人忌食；胃酸过多、消化性溃疡等人忌食；脾胃虚弱者慎服；孕妇不宜服用。

良方妙方

1. 月经不调：生山楂 50 克，水煎去渣，冲入红糖 40 克，热饮。适用于月经后期及量少者。

2. 痛经：山楂肉 50 克，研为细末，加红糖或白糖少许。分两次温开水送服，每日 1 剂，于经前 1 日开始服，连服 2 剂为 1 个疗程。

3. 产妇恶露不尽，腹中疼痛：山楂 100 枚，打碎煎汤，入砂糖少许，空腹温服。

经典论述

1.《日用本草》："化食积，行结气，健胃宽膈，消血痞气块。"

2.《医学衷中参西录》："山楂，若以甘药佐之，化瘀血而不伤新血，开郁气而不伤正气，其性尤和平也。"

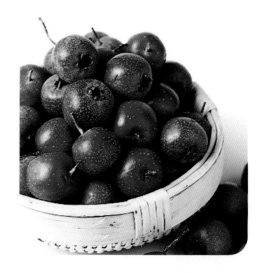

养生药膳

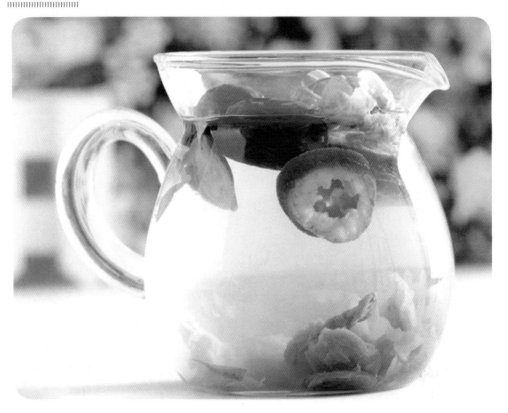

◆ 红枣山楂当归茶

配　方：红枣 2 颗，山楂 3 克，当归 2 克。

做　法：将所有茶材放入杯中，冲入沸水，
盖上盖子，闷泡 10 分钟即可。

功　效：补血活血，温中暖身。

三、安神调经类中药材

酸枣仁

宁心安神助调经

别　　　名	山枣仁、山酸枣、枣仁。
性味归经	味甘、酸，性平；归肝、胆、心经。
用法用量	煎汤，10～15克。

营养成分

脂肪油、蛋白质、维生素C、白桦脂醇、白桦脂、酸枣多糖、酸枣皂苷等。

保健原理

酸枣仁养阴血、益心肝、安定心神，主要用于血虚不能养心或虚火上炎出现的心悸失眠等症，往往与茯苓、柏子仁、丹参、熟地黄等同用。

功用疗效

养心补肝，宁心安神，敛汗，生津。用于虚烦不眠，惊悸多梦，体虚多汗，津伤口渴。

注意事项

实邪郁火及滑泄症者慎服。

妙方良方

1. 更年期综合征：酸枣仁15克，水煎。阿胶15克，在适量清水中加热烊化。将阿胶与酸枣仁水拌匀，睡前服用。

2. 失眠：酸枣仁、柏子仁各9克，麦冬、党参各12克，五味子6克。用清水煎煮2次，合并药汁服用。

3. 胆气不足所致惊悸、恐惧、虚烦不寐：酸枣仁、川贝、知母各9克，茯苓15克，甘草6克，水煎服，每日1剂。

4. 心气亏虚，神志不安者：酸枣仁、朱砂、人参、乳香各适量，共研细末，炼蜜为丸服，每次9克，每日2～3次。

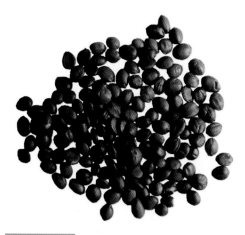

经典论述

1.《本草纲目》："酸枣仁，甘而润，故熟用疗胆虚不得眠，烦渴虚汗之证；生用疗胆热好眠。皆足厥阴、少阳药也，今人专以为心家药，殊昧此理。"

2.《神农本草经》："主心腹寒热，邪结气聚，四肢酸疼，湿痹。"

养生药膳

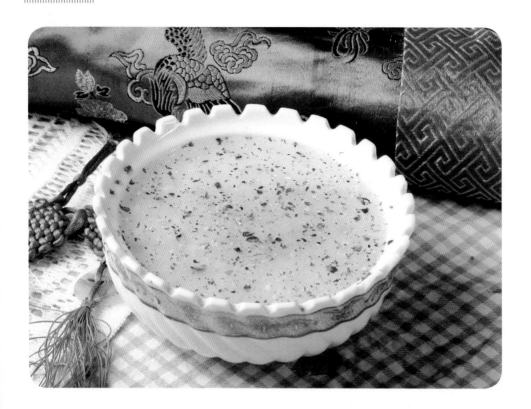

◆ 枣仁粳米粥

配　方：酸枣仁 50 克，粳米 150 克。

做　法：

1. 将枣仁炒熟放入锅中加水适量，煎取浓汁。

2. 把粳米洗净，放入锅内，倒入药汁，加水煮粥，至黏稠即可。

功　效：养肝补血，宁心安神。

桂圆

·养血安神补心脾

别　　名	益智、龙眼、圆眼。
性味归经	味甘，性温；归心、脾经。
建议食用量	每天 5 颗左右。

营养成分

葡萄糖、酒石酸、蛋白质、维生素 C、维生素 K、维生素 P、铁、钙、钾、氨基酸、皂素、鞣质、胆碱等。

保健原理

桂圆肉能改善心血管循环、安定精神状况、舒解压力和紧张，其含有丰富的葡萄糖、蔗糖、蛋白质及多种维生素和微量元素，有良好的滋养补益作用。可用于治疗病后体弱或脑力衰退，妇女在产后调补很适宜。

功用疗效

补益心脾，养血安神。用于气血不足，心悸怔忡，健忘失眠，血虚萎黄。

注意事项

火气大者和发炎者忌食；肺热有黏痰者不宜食用；糖尿病患者慎食；孕妇慎食。

良方妙方

1. 虚证月经不调：桂圆肉 50 克，鸡蛋 1 个，先煎桂圆，30 分钟后打入鸡蛋，共炖至熟，早晚各 1 次，连服 10 天。

2. 产妇眩晕：桂圆肉 7～10 粒，白果 3 个，黄糖 10 克。水煎，加黄糖调匀，饭前服。

3. 产后浮肿：桂圆肉 15 粒（去壳），红枣 10 粒，生姜 5 克。水 3 碗煎 1 碗，第二次以水 2 碗半煎 8 分，早晚各服 1 次，服用 5 日。

经典论述

1. 《日用本草》："益智宁心。"

2. 《得配本草》："益脾胃，保心血，润五脏，治怔忡。"

3. 《泉州本草》："壮阳益气，补脾胃。"

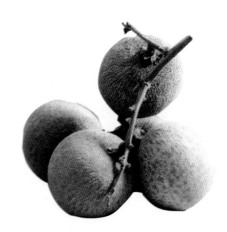

养生药膳

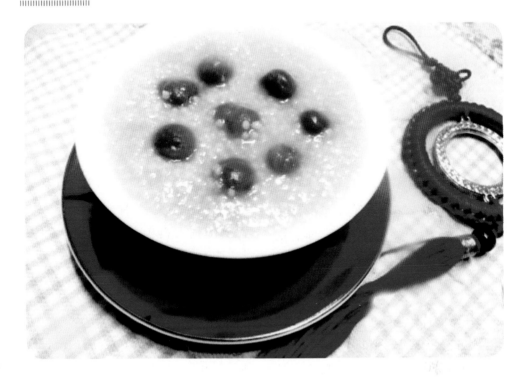

◆ 小米桂圆粥

配　方：小米 200 克，桂圆 20 克。

调　料：红糖 10 克。

做　法：小米和桂圆洗净，将锅置火上，放入适量清水、小米，先用大火煮沸，加入桂圆肉，改用小火煮至粥熟，调入适量红糖即可食用。

功　效：养血安神，补虚长智。

莲子

——滋补安心神

别　　　名	莲肉、藕实、莲实。
性味归经	味甘、涩，性平；归脾、肾、心经。
用法用量	煎汤，6～15克；或入丸、散。

营养成分

淀粉、棉子糖、蛋白质、碳水化合物、荷叶碱、氧化黄心树宁碱、钙、磷、铁等。

保健原理

莲子益肾，且有固涩作用，对下元虚损的崩漏、带下等症，常配合沙苑子、菟丝子、芡实、山药、牡蛎等同用。莲子中的棉子糖对于久病、产后或老年体虚者有滋补作用。

功用疗效

补脾止泻，益肾涩精，养心安神。用于脾虚久泻，遗精带下，心悸失眠。

注意事项

中满痞胀及大便燥结者忌服。

良方妙方

1. 带下：莲子12克，海螵蛸、败酱草各20克，车前子15克，白果、山茱萸、黄柏各10克。水煎服，每日1剂。

2. 习惯性流产，妊娠腰痛：莲子（去心）60克，糯米40克，共煮成粥吃。

3. 产后胃寒咳逆，呕吐不食：莲子、白茯苓各50克，丁香25克，研为末，每次10克，不拘时，用姜汤或米饮调下，每日3次。

4. 胎动不安：砂仁5克，紫苏梗9克，莲子60克。先将莲子以净水浸泡半天，再入锅中加水煮炖至九成熟时加入紫苏梗、砂仁，用文火煮至莲子熟透即可，吃莲子喝汤。每日1剂，连用5～7日。

经典论述

1.《本草纲目》："交心肾，厚肠胃，固精气，强筋骨，补虚损，利耳目，除寒湿，止脾泄久痢，赤白浊，女人带下崩中诸血病。"

2.《神农本草经》："主补中、养神、益气力。"

3.《日华子本草》："益气，止渴，助心，止痢。治腰痛，泄精。"

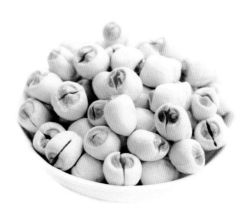

养生药膳

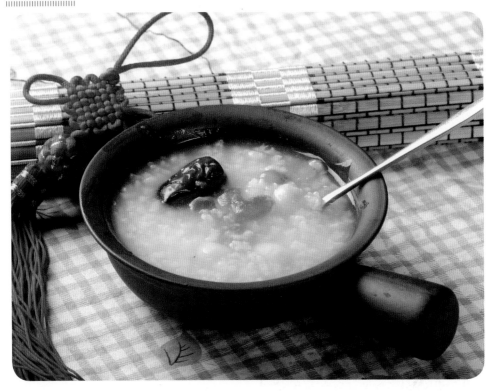

◆ 莲子桂圆粥

配　方：莲子 30 克，桂圆肉 30 克，红枣 8 颗，糯米 150 克。

做　法：

1. 莲子去心，桂圆肉用清水洗净，红枣去核洗净。

2. 锅上火加适量的水烧开，加入糯米煮上 5 ～ 8 分钟后，加入莲子、桂圆、红枣，烧开后，用小火煮 30 ～ 35 分钟即可。

功　效：补脾益肾，养心安神。

百合

清心安神不慌张

别　　　名	白花百合、白百合、山丹。
性味归经	味甘，性微寒；归肺、心经。
用法用量	煎汤，6～12克；可蒸食、煮粥。

营养成分

蛋白质、脂肪、还原糖、淀粉、维生素C、秋水仙碱、百合苷、钙、磷、铁等。

保健原理

百合中的秋水仙碱有抑菌消炎的作用，还可以清热，能辅助治疗月经不调出现的炎症。百合苷有镇静催眠的作用，可改善睡眠，调养心神。百合多糖有调节免疫力、抗氧化、抗疲劳的作用，改善月经不调出现的体虚症状。

功用疗效

润肺止咳，清心安神。用于燥热咳嗽，劳嗽咯血，虚烦惊悸，失眠多梦。

注意事项

脾胃虚弱、腹泻的人慎食。患风寒咳嗽的人忌食。

良方妙方

1. 产后腹痛：百合花15克，红糖10克。百合花水煎2次调红糖服。

2. 更年期所致的烦躁不安，夜寐不宁：鲜百合50克，生、熟酸枣仁各20克。先将百合浸泡1夜，再将生熟酸枣仁水煎去渣，以其汁将百合煮熟，连汁服食。

经典论述

1. 《本草述》："百合之功，在益气而兼之利气，在养正而更能去邪，故李梃氏谓其为渗利和中之美药也。如伤寒百合病，《要略》言其行住坐卧，皆不能定，如有神灵，此可想见其邪正相干，乱于胸中之故，而此味用之以为主治者，其义可思也。"

2. 《本经逢原》："百合，能补土清金，止嗽，利小便。仲景百合病，兼地黄用之，取其能消瘀血也。"

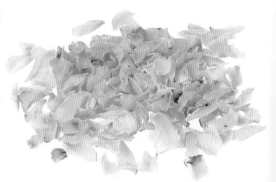

养生药膳

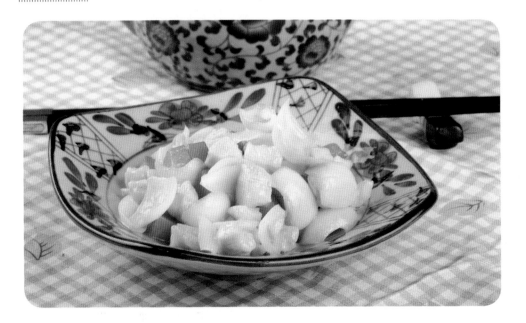

◆ 百合炒鸡丁

配　方：鲜百合50克，鸡脯肉300克，胡萝卜75克。

调　料：食用油、葱、姜、料酒、酱油、盐、味精、香油各适量。

做　法：

1. 百合洗净，鸡脯肉切丁码味上浆，胡萝卜切丁飞水备用，鸡丁温油滑备用。

2. 锅留底油下葱、姜爆香，下入胡萝卜丁、鸡丁、百合烹料酒，加酱油少许，盐、味精炒匀，勾芡淋香油即可。

功　效：养阴润肺，清心安神。

四、祛寒温经类中药材

肉桂

散寒止痛，活血通经

别　　　名	牡桂、辣桂、玉桂。
性味归经	味辛、甘，性大热；归肾、脾、心、肝经。
用法用量	煎汤，2～5克，不宜久煎。

营养成分

蛋白质、膳食纤维、维生素E、胡萝卜素、桂皮挥发油、锰、钾、硒、磷等。

保健原理

肉桂能温通血脉，促进血行，消散瘀滞，为用治寒凝血滞之要药。用治寒邪凝滞、血脉瘀滞之月经不调、痛经或闭经，产后瘀血阻滞之恶露不尽、腹痛不止，妇人气滞血瘀之癥瘕积聚、阳虚寒凝，血滞痰阻之阴疽、流注等。

功用疗效

补火助阳，引火归元，散寒止痛，温通经脉。用于阳痿宫冷，腰膝冷痛，肾虚作喘，虚阳上浮，眩晕目赤，心腹冷痛，虚寒吐泻，寒疝腹痛，痛经闭经。

注意事项

阴虚火旺、有出血倾向者忌服。孕妇慎用。

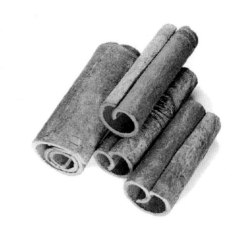

良方妙方

1. 月经来潮时腹胀痛：桂皮3～6克，红糖12克，水煎去渣，分两次温服。

2. 痛经，闭经，月经不调：肉桂、当归、川芎、莪术、牡丹皮各3克，人参、牛膝、甘草各4克。水煎，去渣，取汁，热服。

3. 产后腹痛：肉桂适量，研为末。每次取1克，温酒送服，每日3次。本方出自《肘后方》。

养生药膳

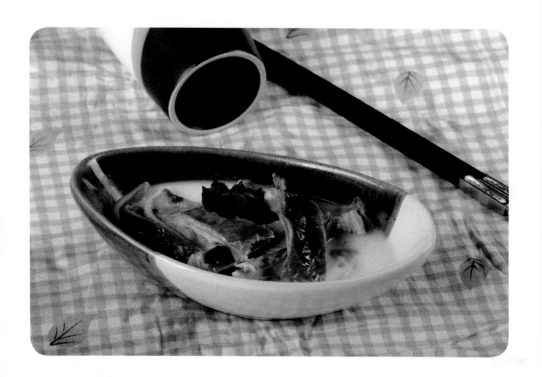

◆ 肉桂大料炖猪排

配　方：肉桂6克，大料5克，四季豆100克，排骨300克。

做　法：四季豆去筋改段，排骨改刀成段汆水，锅中加入油，放入肉桂、大料、排骨炒香，放入高汤调味，放入四季豆炖至熟软即可。

功　效：温肾散寒，滋阴润燥。

生姜

健胃温中止呕

别　　　名	姜、黄姜、均姜。
性味归经	味辛，性微温；归脾、胃、肺经。
建议食用量	每餐10克左右。

营养成分

蛋白质、姜油酮、姜辣素、淀粉、多种维生素、胡萝卜素、钙、铁、磷等。

保健原理

生姜所含的姜辣素对口腔和胃黏膜有刺激作用，能促进消化液分泌，增强食欲，有助于改善月经不调出现的食欲下降、消化不良、呕吐的症状。生姜性温，寒凝血滞的痛经可通过服用生姜得到缓解。

功用疗效

解表散寒，温中止呕，化痰止咳。用于风寒感冒，胃寒呕吐，寒痰咳嗽。

注意事项

阴虚、内有实热或患痔疮者忌用；糖尿病及综合征、肝炎患者忌用。

良方妙方

1. 经期延后：生姜、艾叶各6克，红糖15克。先将生姜、艾叶洗净，与红糖同煮为饮；或用保温杯以开水泡15～20分钟，代茶饮用。

2. 月经失调：生姜15克，艾叶10克，连壳鸡蛋2个，加适量水煮熟，鸡蛋去壳后放入再煮。饮汁吃蛋，每日1～2次。

3. 痛经：黄酒250毫升，生姜25克，同煎后加白糖适量，每日2次。适用于寒湿凝滞者。

经典论述

1.《本草纲目》："生用发散，熟用和中，解食野禽中毒成喉痹；浸汁点赤眼；捣汁和黄明胶熬，贴风湿痛。"

2.《日用本草》："治伤寒、伤风、头痛、九窍不利。入肺开胃，去腹中寒气，解臭秽。"

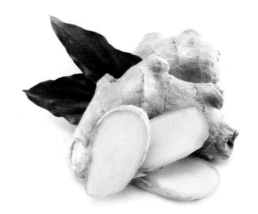

养生药膳

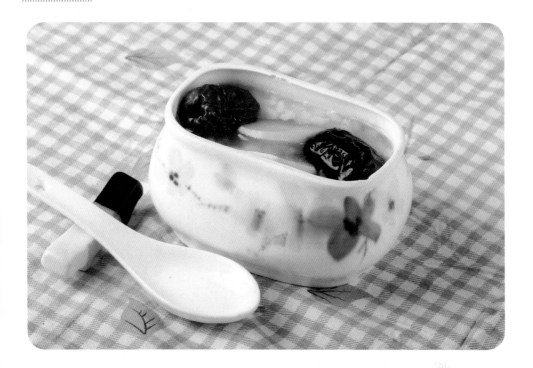

◆ 姜枣羹

配　方：生姜 50 克，大枣 100 克。

调　料：白糖 20 克，水淀粉适量。

做　法：

1. 鲜生姜去皮然后将其榨汁待用，大枣洗净去核待用。

2. 锅置火上，加适量的水烧沸后加大枣，入姜汁、白糖搅匀，水淀粉勾芡即可。

功　效：温胃散寒，养血安神。

茴香

散寒止痛，行气温经

别　　　名	小茴香、茴香子、香子。
性味归经	味辛，性温；归肝、肾、脾、胃经。
用法用量	煎汤，3～6克；或入丸、散。

营养成分

蛋白质、膳食纤维、茴香油、反式茴香脑、茴香醛、柠檬烯、小茴香酮等。

保健原理

茴香中的茴香油能刺激胃肠神经血管，促进消化液分泌，增加胃肠蠕动，有健胃、行气的功效，同时有助于缓解痉挛，减轻疼痛。因此茴香能缓解寒凝气滞的痛经。

功用疗效

散寒止痛，理气和胃。用于寒疝腹痛，睾丸偏坠，痛经，少腹冷痛，脘腹胀痛，食少吐泻。盐小茴香暖肾散寒止痛。用于寒疝腹痛，睾丸偏坠，经寒腹痛。

注意事项

阴虚火旺者禁食；体质虚弱的孕妇禁食。

良方妙方

1. 痛经：小茴香15克，水煎。每次经前3日服用，连服3次。

2. 带下：小茴香30克，干姜15克。红糖适量为引，水煎温服，每日3次。

3. 胃痛胸闷，消化不良：陈香橼（焙干）、花椒、小茴香各12克，共研细末，每次3克，每日2次，温开水送服。

4. 老人衰弱，足膝痿软：巴戟天、熟地黄各10克，人参4克（或党参10克），菟丝子、补骨脂各6克，小茴香2克，水煎服，每日1剂。

经典论述

1.《开宝本草》："主膀胱、肾间冷气及盲肠气，调中止痛，呕吐。"

2.《玉楸药解》："治水土湿寒，腰痛脚气，固瘕寒疝。"

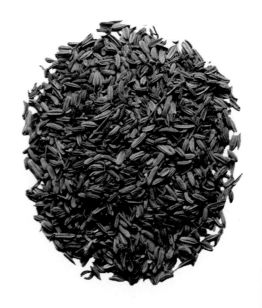

养生药膳

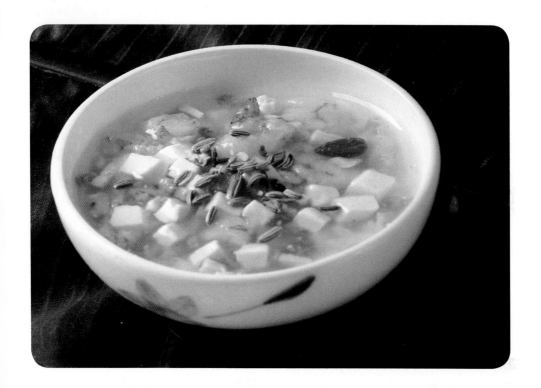

◆ 茴香豆腐羹

配　方：豆腐350克，培根25克，虾仁25克。

调　料：小茴香粉5克，盐、味精、鸡粉、淀粉各适量。

做　法：豆腐、培根、虾肉切粒，焯水备用；锅中加清水烧沸，加小茴香粉、盐、味精、鸡粉，下入豆腐、培根、虾肉勾芡即可。

功　效：润燥生津，温胃健脾。

紫苏叶

散寒行气能安胎

别　　　名　苏、苏叶、紫菜。

性味归经　味辛，性温；归肺、脾经。

用法用量　内服，煎汤，5～10克。

营养成分

蛋白质、脂肪、碳水化合物、胡萝卜、维生素 B_1、维生素 B_2、烟酸、维生素C、挥发油、紫苏醛、磷、铁、钙等。

保健原理

紫苏叶能行气安胎，常配砂仁、陈皮同用，治疗妊娠恶阻、胎动不安。

功用疗效

发表散寒，理气和中，行气安胎，解鱼蟹毒。用于风寒感冒、咳嗽呕恶、妊娠呕吐、鱼蟹中毒。

注意事项

气虚多汗者不宜食用；本品芳香，不宜久煮，可冲泡饮或煮汤。

良方妙方

1. 妊娠恶吐：紫苏叶5克，水煎取汁，加生姜汁数滴，代茶饮。

2. 乳痈肿痛：紫苏煎汤频服，并捣敷之。

3. 子宫下垂：紫苏叶60克，煎汤熏洗。

4. 妊娠中毒，水肿：党参24克，茯苓12克，半夏、大腹皮、紫苏叶、防己各9克，白术、炙甘草、陈皮、砂仁、白蔻仁、生姜皮各6克。水煎日服1剂。

经典论述

《本草纲目》："行气宽中，消痰利肺，和血，温中，止痛，定喘，安胎。"

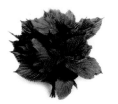

养生药膳

◆ 紫苏粳米粥

配　　方：紫苏9克，红砂糖20克，粳米100克。

做　　法：

1. 紫苏洗净切丝备用，粳米洗净。

2. 锅中加水烧沸，放入粳米，粳米熟后入切好的紫苏丝、红砂糖，煮3分钟即可。

功　　效：解表散寒，宽胸理气。

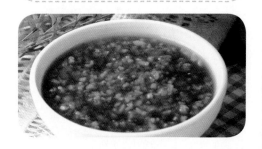

第四章

小穴位大功效——

妇科疾病一扫光

一、取穴的方法和技巧

正确取穴对艾灸、拔罐、按摩、刮痧疗效的关系很大。因此，准确地选取腧穴，也就是腧穴的定位，一直为历代医家所重视。

骨度分寸法

骨度分寸法，始见于《灵枢·骨度》篇，是以骨节为主要标志测量周身各部的大小、长短，并依其比例折算尺寸作为定穴标准的方法。不论男女、老少、高矮、肥瘦都是一样。如腕横纹至肘横纹作12寸，也就是将这段距离划成12等份，取穴就以它作为折算

表4-1 常用骨度分寸法

分部	起止点	常用骨度	度量法	说明
头部	前发际至后发际	12寸	直寸	如前后发际不明，从眉心量至大椎穴作18寸，眉心至前发际3寸，大椎穴至后发际3寸
	耳后两完骨（乳突）之间	9寸	横寸	用于量头部的横寸
胸腹部	天突至歧骨（胸剑联合）	9寸	直寸	胸部与肋部取穴直寸，一般根据肋骨计算，每一肋骨折作1寸6分（天突至璇玑可作1寸，璇玑至中庭，各穴间可作1寸6分计算）
	歧骨至脐中	8寸		
	脐中至横骨上廉（耻骨联合上缘）	5寸		
	两乳头之间	8寸	横寸	胸腹部取穴的横寸，可根据两乳头之间的距离折量。女性可用左右缺盆穴之间的宽度来代替两乳头之间的横寸
背腰部	大椎以下至尾骶	21椎	直寸	背部腧穴根据脊椎定穴。一般临床取穴，肩胛骨下角相当第7（胸）椎，髂嵴相当第16椎（第4腰椎棘突）
	两肩胛骨脊柱缘之间	6寸	横寸	
上肢部	腋前纹头（腋前皱襞）至肘横纹	9寸	直寸	用于手三阴、手三阳经的骨度分寸
	肘横纹至腕横纹	12寸		
侧胸部	腋以下至季胁	12寸	直寸	"季胁"指第11肋端下方
侧腹部	季胁以下至髀枢	9寸	直寸	"髀枢"指股骨大转子高点
下肢部	横骨上廉至内辅骨上廉（股骨内髁上缘）	18寸	直寸	用于足三阴经的骨度分寸
	内辅骨下廉（胫骨内髁下缘）至内踝高点	13寸		
	髀枢至膝中	19寸	直寸	用于足三阳经的骨度分寸；前面相当犊鼻穴，后面相当委中穴；臀横纹至膝中，作14寸折量
	臀横纹至膝中	14寸		
	膝中至外踝高点	16寸		
	外踝高点至足底	3寸		

的标准。常用的骨度分寸见上页表。(如表 4-1 所示)

手指比量法

以患者手指为标准来定取穴位的方法。由于生长相关律的缘故，人类机体的各个局部间是相互关联的。由于选取的手指不同，节段亦不同，手指比量法可分作以下几种。

拇指同身寸法：是以患者拇指指关节的横度作为 1 寸，亦适用于四肢部的直寸取穴。

中指同身寸法：是以患者的中指中节屈曲时内侧两端纹头之间作为 1 寸，可用于四肢部取穴的直寸和背部取穴的横寸。

横指同身寸法：亦名"一夫法"，是令患者将食指、中指、无名指和小指并拢，以中指中节横纹处为准，四指横量作为 3 寸。

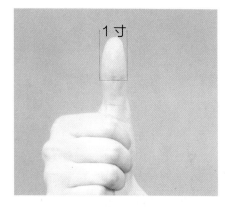

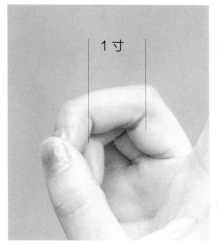

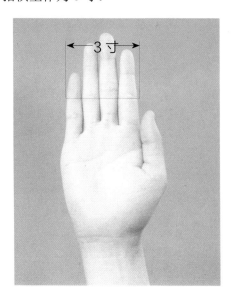

自然标志取穴法

根据人体表面所具特征的部位作为标志，而定取穴位的方法称为自然标志取穴法。人体的自然标志有两种：

固定标志法：即是以人体表面固定不移，又有明显特征的部位作为取穴标志的方法。如人的五官、爪甲、乳头、肚脐等作为取穴的标志。

活动标志法：是依据人体某局部活动后出现的隆起、凹陷、孔隙、皱纹等作为取穴标志的方法。如曲池屈肘取之。

二、活血止痛穴位

合谷穴
·调理气血通经络

合谷穴属手阳明大肠经，名意指大肠经气血会聚于此并形成强盛的水湿风气场。当月经来时疼痛或出现月经不规则，按压合谷穴可以帮助舒缓疼痛，改善月经不调及失眠现象。另外，只要属于颜面及五官的症状，合谷穴皆能治疗，还能增强身体的免疫力。

【定位】

位于第1、第2掌骨间，当第2掌骨桡侧的中点处。

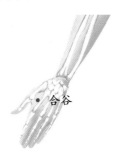

• 合谷

【主治】

头痛、目赤肿痛、齿痛、鼻衄、口眼㖞斜、耳聋等头面五官诸疾；发热恶寒等外感病症；热病无汗或多汗；闭经、滞产等妇产科病症；牙拔除术、甲状腺手术等口面五官及颈部手术针麻常用穴。

【功效】

祛风解表，开窍醒神，镇静止痛。

【日常保健】

» 按摩

大拇指垂直往下按，做一紧一按、一揉一松的按压，按压的力量要慢慢加强，频率为每分钟30次左右，按压穴位时以出现酸、麻、胀感觉为佳。可治疗气滞型月经不调症。

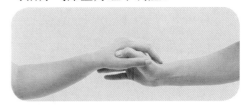

» 艾灸

艾条温和灸每日灸1～2次，每次灸20分钟左右，灸至皮肤产生红晕为止。可有效缓解头晕、胃痛、闭经等病症。

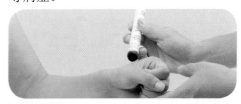

【配伍】

» 合谷+三阴交

三阴交穴行气活血、疏经通络。二穴配伍，有健脾理气、通经活络之效，从而达到调经之效，同时能改善头痛、头晕等症状。

血海穴

调经统血治妇科病

血海穴属足太阴脾经，名意指本穴为脾经所生之血的聚集之处。血海穴为血之归聚处，具有调血的作用，刺激本穴位增进血液循环，可以有效缓和虚冷与经血量异常等，对治疗妇科的病患诸症状有效。还具美化女性皮肤、改善脸上斑点的作用。

【定位】

位于大腿内侧，髌底内侧端上2寸，当股四头肌内侧头的隆起处。

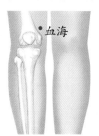
•血海

【主治】

月经不调、痛经、闭经等妇科病；瘾疹、湿疹、丹毒等血热型皮肤病；膝股内侧痛。

【功效】

活血化瘀，调经止痛。

【日常保健】

» 按摩

用拇指沿顺时针方向按揉血海穴约1分钟，然后沿逆时针方向按揉约1分钟，以局部出现酸、麻、胀感觉为佳。可治疗血热型月经不调症、崩漏、闭经等症。

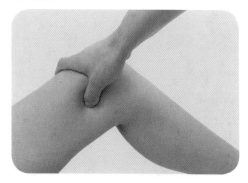
» 艾灸

艾条温和灸每日灸1～2次，每次灸20分钟左右，灸至皮肤产生红晕为止。可以疏散风邪、培元补气，对治疗行经头痛有很好的疗效。

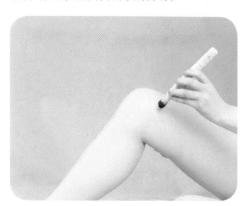

【配伍】

» 血海+关元+气海

关元穴补肾培元，气海穴温阳益气。三穴配伍，可调理气血、补虚养血，从而达到调经目的，并且能改善经行血气不足的症状。

关元穴

·调理冲任补元气

关元穴名意指任脉气血中的滞重水湿在此关卡不得上行，是小肠的募穴。该穴是调理冲、任两条经脉的要穴，而月经不调多与冲、任两脉的病变有关。另外，关元穴还是人体功效最强大的补穴之一，又位于小腹部，是女子调经要穴，对月经不调、痛经、经期腰痛、畏寒怕冷、带下过多等妇科病均有疗效。

【定位】

位于脐下 3 寸，腹中线上，仰卧取穴。

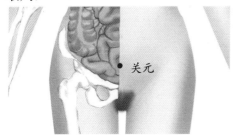

关元

【主治】

中风脱证、虚劳冷惫、羸瘦；少腹疼痛、疝气；腹泻、痢疾、脱肛、便血；五淋、尿血、尿闭、尿频；遗精、阳痿、早泄、白浊；月经不调、痛经、闭经、崩漏、带下、阴挺、恶露不尽、胞衣不下。

【功效】

固本培元，益肾化阳。

【日常保健】

» 按摩

用拇指指腹按揉关元穴 100 ～ 200 次，不可以过度用力，按揉时只要局部有酸胀感即可。能够缓解腹疼，对经期延迟有效果。

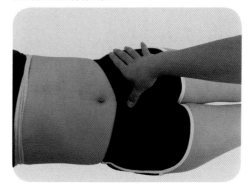

» 艾灸

艾炷灸或温针灸 5 ～ 7 壮；艾条温和灸 10 ～ 15 分钟。可治疗月经不调、痛经、失眠等症。

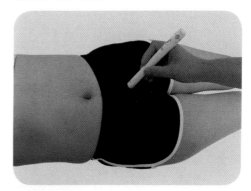

【配伍】

» 关元+子宫+三阴交

子宫穴调经理气，三阴交穴行气活血、疏经通络。三穴配伍，具有理气活血的作用，主治月经不调、崩漏。

气海穴

益气补虚调经带

气海穴是任脉常用腧穴之一，穴居脐下，为先天元气之海。该穴是人体的补气要穴，有益气补虚、调经止带的作用。此穴为女子调经要穴，对月经不调、痛经、闭经、崩漏、带下、子宫脱垂、产后恶露不止等妇科疾病均有疗效。

【定位】

位于下腹部，前正中线上，当脐下1.5寸。

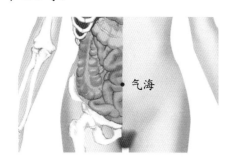

气海

【主治】

虚脱、形体羸瘦、脏气衰惫、乏力等气虚证；水谷不化、绕脐疼痛、腹泻、痢疾、便秘；小便不利、遗尿；遗精、阳痿、疝气；月经不调、痛经、闭经、崩漏、带下、阴挺、产后恶露不止、胞衣不下。

【功效】

利下焦，补元气，行气散滞。

【日常保健】

» 按摩

用拇指指腹按压气海穴约30秒，然后沿顺时针方向按揉约2分钟，以局部出现酸、麻、胀感觉为佳。可治疗月经不调、痛经、闭经、下腹疼痛等症。

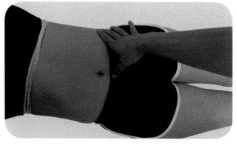

» 艾灸

每天温和灸灸气海穴10～20分钟，长期坚持，可治疗月经不调、痛经、崩漏、遗尿等病症。

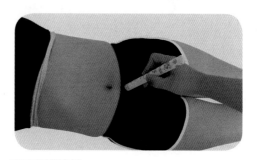

【配伍】

» 气海+关元+三阴交

关元穴补肾培元、温阳固脱，三阴交穴调理肝肾。三穴配伍，益肝肾、理气调血，能辅助肝肾虚的月经后期、月经过少的女性调经，并缓解少腹隐痛、腰膝酸软等症状。

中极穴

通经止带益肾阳

中极穴属膀胱经募穴，是膀胱之气结聚的部位，具有调节膀胱功能的作用，又系足三阴、任脉之所会。根据所在部位，该穴具有补肾调经、清热利湿的作用，因任主胞宫，穴在腹部，刺激中极穴可达到培元益精、理血暖宫的作用，又因任脉起于中极之下，以上毛际，循腹里，上关元，而前阴为宗筋所聚，故可治疗月经不调、带下、不孕等妇科疾病。

【定位】

位于下腹部，前正中线上，当脐中下4寸。

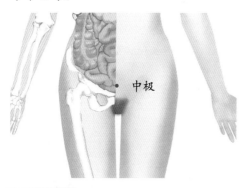

中极

【主治】

遗尿、小便不利、癃闭；遗精、阳痿、不育；月经不调、崩漏、阴挺、阴痒、不孕、产后恶露不尽、带下。

【功效】

益肾兴阳，通经止带。

【日常保健】

» 按摩

用拇指顺时针按揉中极穴2分钟，然后逆时针按揉2分钟，力度适中，手法连贯，按揉至局部有胀麻感为宜。每天坚持，能够治疗月经不调、痛经、带下、水肿等病症。

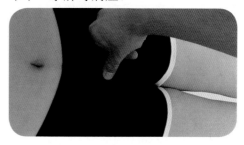

» 艾灸

艾炷灸或温针灸5～7壮；艾条灸10～15分钟。每天1次，可治疗月经不调、不孕、产后恶露不尽、带下等症状。

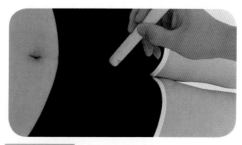

【配伍】

» 中极+肾俞+合谷+三阴交

肾俞穴益肾助阳，合谷穴通经活经，三阴交穴健脾利湿、补益肝肾。四穴配伍，能健脾益肾、祛寒助阳，适用于脾肾阳虚的月经不调、痛经、带下等症。

归来穴
调理经血要穴

《铜人俞穴针灸图经》中说："归来可治妇人血脏积冷，有调经种子的功能。故可待夫君归来而有子也。"归来穴是治疗女子闭经、不孕的要穴，可以通调阳明经经气，使体内气血旺盛，有效缓解月经不调、闭经、不孕等妇科疾病。

【定位】

位于下腹部，当脐下4寸，距前正中线2寸。

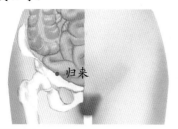

归来

【主治】

小腹痛、疝气；月经不调、带下、阴挺。

【功效】

温通散寒，调经止痛。

【日常保健】

» 按摩

用拇指按揉归来穴2分钟，力度适中，按揉至局部有胀麻感为宜。每天坚持，可调理经血，祛瘀缓痛。用治经期血量少，少腹寒痛。

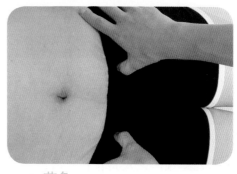

» 艾灸

艾炷灸或温针灸5～7壮；艾条灸10～15分钟。每天1次，可治疗月经不调、闭经、不孕等症。

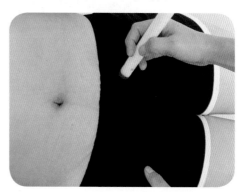

【配伍】

» 归来+三阴交+中极

三阴交穴健脾利湿、补益肝肾，中极穴通经止带。三穴配伍，理气活血、祛湿止带，主治月经不调、带下。

» 归来+八髎

八髎穴是调节人一身气血的总开关。二穴配伍，能温经散寒、益肾助阳、活血通经，主要用以对寒凝气滞血瘀的月经不调的调理，并有缓解痛经之效。

期门穴

理气活血调经带

期门穴为肝经的最上一穴，为肝经之募穴，尽管其穴内气血空虚，但却募集不到气血物质，唯有期望等待，故名期门。该穴对调理肝脏有很好的效果，适用于治疗肝经病变引起的妇科疾病。

【定位】

位于胸部，当乳头直下，第6肋间隙，前正中线旁开4寸。

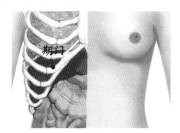

期门

【主治】

胸胁胀痛、呕吐、吞酸、呃逆、腹胀、腹泻；奔豚气；乳痈。

【功效】

疏肝清热，利胆和胃，降逆止痛。

【日常保健】

》 按摩

用手指缓缓按摩期门穴，按摩3～5秒钟之后吐气，吐气时放手，吸气时再刺激穴道，如此反复，有酸麻的感觉才见效。

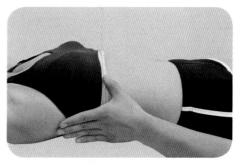

》 艾灸

艾条温和灸灸期门穴，每日灸1～2次，每次灸20分钟左右，灸至皮肤产生红晕为止。具有健脾和胃、化痰消积的功效。

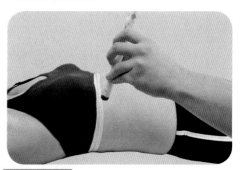

【配伍】

》 期门+太冲+膈俞

太冲穴调经止淋，膈俞穴活血通脉。三穴配伍，有疏肝理气、养血活血的功效，主要用以调理肝郁化热的月经不调。

》 期门+关元+血海

关元穴补虚温阳，血海穴补血养血、引血归经。三穴配伍，有疏肝健脾、调经统血的作用，对应治疗月经过多、崩漏等以出血量过多为主症的月经不调。

带脉穴

调经止带祛湿邪

带脉穴属足少阳胆经，为足少阳、带脉之会穴，又主治带脉及妇人经带疾患，脉穴同名，故称带脉。经常刺激本穴，对调经止带有很大的作用，更年期妇女更为适宜。

【定位】

位于侧腹部，章门下 1.8 寸，当第 11 肋骨游离端下方垂线与脐水平线的交点上。

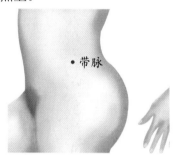

· 带脉

【主治】

月经不调、闭经、赤白带下；疝气；腰痛、胁痛。

【功效】

健脾利湿，调经止带。

【日常保健】

》按摩

用双手拇指沿顺时针方向按揉带脉穴约 2 分钟，然后沿逆时针方向按揉约 2 分钟，以局部出现酸、麻、胀感觉为佳。长期坚持，可治疗月经不调、闭经、腹痛等症。

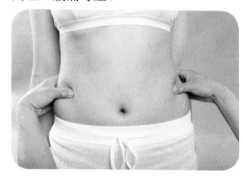

》刮痧

用面刮法刮拭带脉穴 30 次，以皮肤发红为宜，隔天 1 次，用于治疗月经不调、赤白带下等病症。

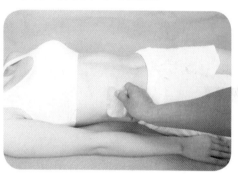

【配伍】

》带脉+中极+地机+三阴交

中极穴益肾助阳；地机穴健脾渗湿；三阴交穴健脾理血。四穴配伍，有行气活血、祛瘀止痛的作用，主治闭经。

》带脉+血海+膈俞

血海穴健脾化湿、调经通血；膈俞穴养血和营。三穴配伍，有通经活血的作用，主治月经不调。

子宫穴

妇科疾病要穴

子宫穴属经外奇穴，出《针灸大全》。直接以子宫为名，是女性朋友的福穴。刺激子宫穴具有活血化瘀、理气止痛的作用。不过，有身孕的女性不宜刺激此穴。

【定位】

位于下腹部，脐中下 4 寸，前正中线旁开 3 寸。

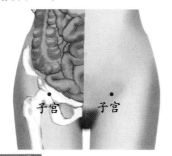

子宫   子宫

【主治】

阴挺、月经不调、痛经、崩漏、不孕。

【功效】

调经理气，升提下陷。

【日常保健】

» 按摩

用双手拇指按压住两旁子宫穴，稍加压力，缓缓点揉，以有酸胀感为度，操作 5 分钟，以腹腔内有热感为最佳。可治疗月经不调、痛经、妇女不孕、阴挺、盆腔炎等症。

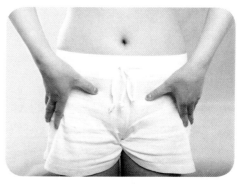

» 艾灸

艾条温和灸灸子宫穴，每日灸 1 次，每次灸 10 分钟左右，灸至皮肤产生红晕为止。可治疗妇女不孕、月经不调、痛经等症。

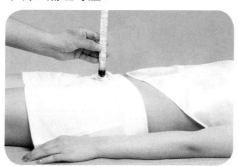

【配伍】

» 子宫+下曲骨+经中

下曲骨穴调经止带，经中穴调经清热。三穴配伍，有调经理气、清热止带的作用，主治闭经、月经不调、带下。

» 子宫+气海+三阴交

气海穴为任脉经穴，可益气温阳，调一身之阳气。三阴交穴为肝、脾、肾三经交会穴，可调补三阴经之经气。三穴配伍，有和血调经的作用，主治月经不调。

膈俞穴

●—❸·调理经血效果佳

膈俞穴是足太阳膀胱经的常用腧穴之一，又是八会穴之血会。刺激膈俞穴，可养血和营，起到促进血液流通的效果，帮助调节大脑皮层的兴奋和抑制过程，改善人体的机能，对月经周期的顺利度过是有裨益的。

【定位】

位于背部，当第7胸椎棘突下，旁开1.5寸。

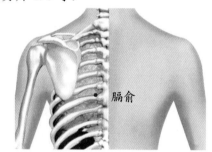

膈俞

【主治】

血瘀诸证；呕吐、呃逆、气喘、吐血；瘾疹、皮肤瘙痒；贫血；潮热、盗汗。

【功效】

理气宽胸，活血通脉。

【日常保健】

》按摩

用双手拇指指腹按揉两侧的膈俞穴。按揉的手法要均匀、柔和，以局部有酸痛感为佳。早晚各1次，每次按揉2～3分钟。长期坚持，能够治疗月经不调、痛经、血瘀型头痛等症。

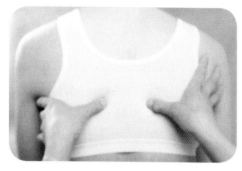

》艾灸

艾条温和灸，每日灸1～2次，每次灸15～20分钟左右，灸至皮肤产生红晕为止。具有行气解郁、散热活血的功效。

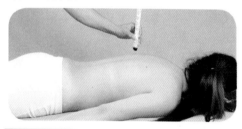

【配伍】

》膈俞+关元+血海

关元穴补虚温阳，血海穴养血活血。三穴与养气和血有密切关系，可调理女性体内血行情况，和血调经。

》膈俞+太冲+期门

太冲穴调经止淋，期门穴疏肝清热、降逆止痛。三穴配伍，疏肝理气、养血调经，肝脏与月经有密切关系，调理肝脏气机，有助于调节经血，也能起到舒缓心情之效。

肝俞穴

·疏肝理气缓焦虑

肝俞穴是肝气转输于后背体表的部位，属膀胱经，为肝之背俞穴。肾藏精，肝藏血，肝肾同源，且精血是生命的根本，因此经常刺激肝俞穴有养肝血、疏肝郁的作用，对于肝郁气滞型月经不调、闭经、更年期综合征等有非常好的疗效。

【定位】

位于背部，当第9胸椎棘突下，旁开1.5寸。

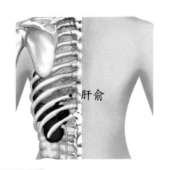

【主治】

胁痛、黄疸；目赤、目视不明、目眩、夜盲、迎风流泪；癫狂痫；脊背痛。

【功效】

疏肝养血，养肝明目。

【日常保健】

» 按摩

用双手拇指指腹按揉肝俞穴100～

200次，每天坚持，能够治疗头晕目眩、更年期失眠多梦。

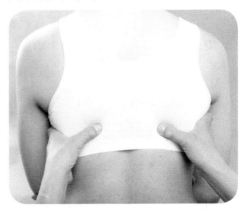

» 艾灸

艾条温和灸灸肝俞穴3～5分钟，每日灸1次。可清肝明目，治疗经行头痛、腰背痛、眼疾等病症。

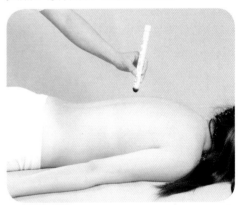

【配伍】

» 肝俞+关元+三阴交

关元穴培元固本，三阴交穴行气活血、疏经通络。三穴配伍，疏肝泻火、理气和血，能辅助治疗因肝郁化火而出现的月经过多，以及缓解目赤肿痛等肝火上逆的症状。

脾俞穴

补益气血治疗妇科病

脾俞穴属足太阳膀胱经，为脾之背俞穴，内应脾脏，为脾经经气转输之处，善利脾脏水湿。刺激该穴可增强脾脏的运化功能，促进消化吸收，对于气血不足型妇科疾病有补益气血的功效。

【定位】

位于背部，当第 11 胸椎棘突下，旁开 1.5 寸。

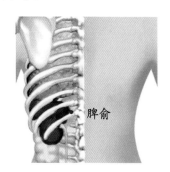

脾俞

【主治】

腹胀、纳呆、呕吐、腹泻、痢疾、便血、水肿；多食善饥，身体消瘦；背痛。

【功效】

健脾和胃，利湿升清。

【日常保健】

» 按摩

用双手拇指指腹按揉脾俞穴 100 ～ 200 次，力度适中，每天坚持，能够治疗饮食不当造成的腹胀、呕吐、泄泻等病症。

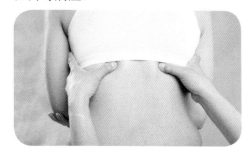

» 艾灸

艾条温和灸灸脾俞穴 10 分钟左右，灸至皮肤产生红晕为止，每日灸 1 ～ 2 次，对腹胀、便血、呕吐、水肿等有效。

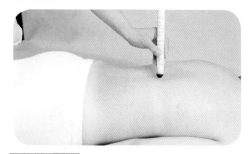

【配伍】

» 脾俞+关元+三阴交

关元穴培元固本，三阴交穴行气活血、疏经通络。三穴配伍，主要用以健脾理气，使脾统血摄血之功发挥得当，从而治疗月经过多、月经先期、崩漏。

» 脾俞+血海+足三里

血海穴养血活血，足三里穴补中益气、通经活络。三穴配伍，健脾升清、补血调气，除用以调经，也能缓解血气不足而出现的眩晕。

肾俞穴

补益肾气调经带

肾俞穴是肾气转输于后背体表的部位，属足太阳膀胱经，为肾之背俞穴，善于外散肾脏之热，培补肾元。刺激肾俞穴可以调补肾气，能促进肾脏的血流量，改善肾脏的血液循环，尤其对月经不调、白带、手脚冰凉、腹胀酸痛有帮助。

【定位】

位于腰部，当第2腰椎棘突下，旁开1.5寸。

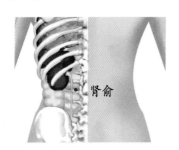

肾俞

【主治】

头晕、耳鸣、耳聋、腰酸痛；遗尿、遗精、阳痿、早泄、不育；月经不调、带下、不孕；消渴。

【功效】

益肾助阳，强腰利水。

【日常保健】

» 按摩

用双手拇指按揉肾俞穴，至出现酸胀感，且腰部微微发热，每天坚持，能够治疗月经量少、性欲减退、产后恶露不绝、血崩、腰膝酸软等症。

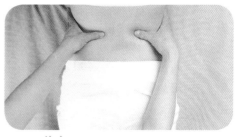

» 艾灸

艾炷灸或温针灸3～5壮，艾条灸10～20分钟，每日灸1次。具有滋阴补肾的功能，可改善腰膝酸软、水肿等症。

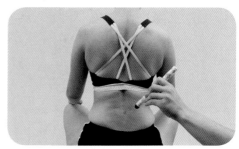

【配伍】

» 肾俞+关元+三阴交+太溪+水泉

关元穴培元固本，三阴交穴行气活血、疏经通络，太溪穴滋阴益肾，水泉穴通经活络。五穴配伍，有滋阴益肾、行气活血的作用，主治月经不调。

» 肾俞+太冲+行间

太冲穴调经止淋，行间穴清肝泄热、凉血安神。三穴配伍，益肾温阳、疏肝调血，使得经血有充足的来源，并于体内经络正常运行。

命门穴

补肾壮阳调经带

命门穴属奇经八脉之督脉，古称命门"为水火之府，为阴阳之宅，为精气之海，为死生之窦"，又言"命门中乎两肾"，故命门穴能温补元阳、补肾培元而强腰膝、补筋骨。刺激该穴位有利于改善压抑情绪，舒缓肌肉酸痛，还能有效地延缓衰老，养阴护宫，改善月经不调，推迟更年期，恢复青春活力。

【定位】

位于腰部，当后正中线上，第2腰椎棘突下凹陷处。

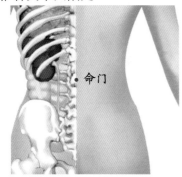

命门

【主治】

腰脊强痛、下肢痿痹；月经不调、赤白带下、痛经、闭经、不孕；遗精、阳痿、精冷不育、小便频数；小腹冷痛、腹泻。

【功效】

固本温中，滋阴降火。

【日常保健】

» 按摩

用拇指揉按命门穴100～200次，力度先由轻至重，再由重至轻，手法连贯，以局部有酸、麻、胀感为宜。长期坚持，可治疗月经不调、痛经、闭经、不孕等。

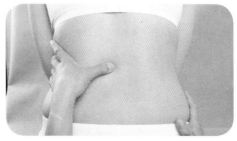

» 艾灸

艾炷灸或温针灸3～5壮，艾条灸10～20分钟，每日灸1次。可治疗月经不调、痛经、赤白带下等。

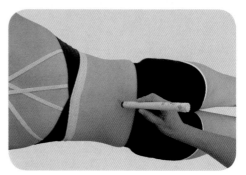

【配伍】

» 命门+合谷+三阴交

合谷穴镇静止痛、通经活络，三阴交穴调补肝肾、行气活血。三穴配伍，可益气和血、调经止痛，主治月经不调、痛经、带下诸疾。

八髎穴

调经止痛理气血

八髎，最早出自《黄帝内经》。该穴调节与女性生殖疾病相关的经脉、脏腑。而且八髎乃支配盆腔内脏器官的神经血管会聚之处，是调节人一身的气血的总开关。

【定位】

位于骶椎。包括上髎、次髎、中髎和下髎，左右共八个穴位，分别在第一、二、三、四骶后孔中，合称"八髎"。

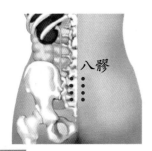

八髎

【主治】

月经不调、痛经、带下、阴挺；遗精、阳痿；大小便不利。

【功效】

温经散寒，调和气血，补益下焦，清热利湿。

【日常保健】

» 按摩

用手掌推擦八髎穴 100 ～ 200 次，力度先由轻至重，以局部有酸、麻、胀感为宜。长期坚持，可治疗月经不调、痛经、带下等。

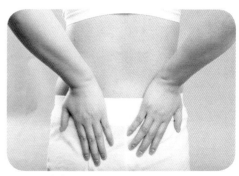

» 艾灸

艾炷灸或温针灸 3 ～ 5 壮，艾条灸 10 ～ 20 分钟。以从背部温养子宫、卵巢和盆腔，防止邪气从此进入。

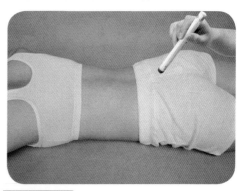

【配伍】

» 八髎+三阴交+丰隆

三阴交穴调补肝肾、行气活血，丰隆穴健脾和胃。三穴配伍，健脾利湿、温阳化湿，能辅助治疗湿热型月经不调以及带色白、量多的白带异常情况。

» 八髎+中极

中极穴益肾兴阳、通经止带。二穴配伍，温经散寒、调经止痛，能缓解寒阻经脉而导致的经行腹痛。

中都穴
固冲止崩调经血

中都穴出自《针灸甲乙经》，足厥阴肝经穴，位于肝经和脾经交汇之处，可以治疗肝脾两经之病。刺激中都穴有疏肝理气、调经止血的作用。

【定位】

位于小腿内侧，当足内踝尖上7寸，胫骨内侧面的中央。

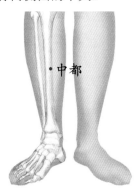

【主治】

胁痛；腹胀、泄泻；疝气、小腹痛；崩漏、恶露不尽。

【功效】

疏肝理气，调经止血。

【日常保健】

» 按摩

用拇指指腹对腿部的中都穴进行按压刺激，每侧穴位按摩2分钟，用力须适度，以穴位处出现微微酸胀感

为度。可治疗血虚型月经不调症，经期错后，经血量比较少并且颜色比较淡。

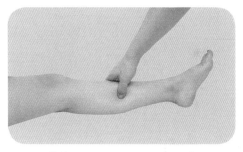

» 艾灸

艾炷灸或温针灸3～5壮，艾条灸5～10分钟。可治疗痛经、崩漏、恶露不尽等症。

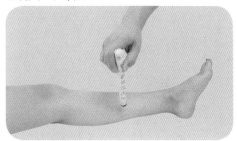

【配伍】

» 中都+血海+三阴交

血海穴活血化瘀、补血养血，三阴交穴行气活血、疏经通络。三穴配伍，有活血养血、行气通络的作用，治月经过多、崩漏和产后恶露不止。

» 中都+隐白

隐白穴调血统血、扶脾温脾、清心宁神。二穴配伍，具有止血调经的作用，能辅助治疗月经过多、崩漏、经期过长。

足三里穴

补益气血调经带

足三里穴为足阳明胃经之合穴，是五输穴之一，"合治内腑"凡六腑之病皆可用之，是一个强壮身心的大穴。故刺激足三里穴具有健脾和胃、生化气血的功效，对于因为气血不足所引起的妇科病，配伍脾俞穴可起到良好的疗效。

【定位】

位于小腿前外侧，当犊鼻下3寸，距胫骨前缘1横指（中指）。

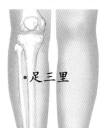

• 足三里

【主治】

胃痛、呕吐、噎膈、腹胀、腹泻、痢疾、便秘；下肢痿痹；癫狂；乳痈、肠痈；虚劳诸证，为强壮保健要穴。

【功效】

调理脾胃，补中益气，通经活络。

【日常保健】

» 按摩

每天用大拇指或中指按压足三里穴1次，每次每穴按压1～3分钟，每分钟按压15～20次，长期坚持，可改善月经不调、盆腔炎、产后伤食等病症。

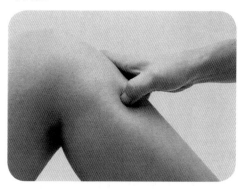

» 艾灸

每周用艾条温和灸灸足三里穴1～2次，每次灸15～20分钟。坚持2～3个月，有理脾胃、调气血、补虚弱之功效。

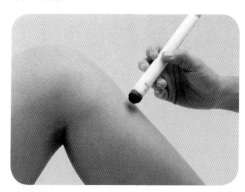

【配伍】

» 足三里+天枢+三阴交+肾俞+行间

天枢穴理气行滞，三阴交穴行气活血、疏经通络，肾俞穴温肾助阳，行间穴凉血安神。有调理肝脾、补益气血的作用，主治月经过多、心悸。

丰隆穴

治痰湿止带下之要穴

丰隆穴属足阳明胃经，为胃经之络穴，有疏通脾、胃表里二经的气血阻滞，促进水液代谢的作用。丰隆穴具有调和胃气、祛湿化痰、通经活络、醒脑安神等功效，被古今医学家所公认为治痰之要穴。对于脾虚湿盛或痰湿内阻引起的带下过多、月经不调等妇科病有良好疗效。

【定位】

位于小腿外侧，外踝尖上8寸，胫骨前肌外缘，条口外侧1横指处。

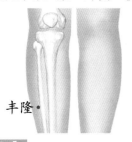

丰隆·

【主治】

头痛、眩晕；癫狂；咳嗽、痰多；下肢痿痹；腹胀、便秘。

【功效】

健脾化痰，和胃降逆，开窍醒神。

【日常保健】

» 按摩

用拇指指腹点按丰隆穴3～5分钟，力度适中，手法连贯，至局部有酸胀感即可。长期按摩，可治疗胸闷、眩晕、带下过多、月经不调等症。

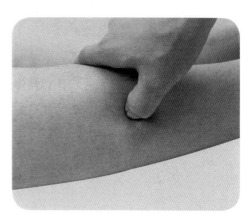

» 艾灸

宜采用温和灸。每日灸1次，每次灸15分钟，灸至皮肤产生红晕为止。具有化痰湿、清神志的功效。

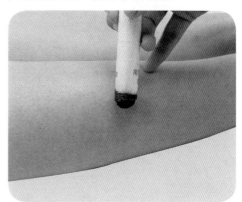

【配伍】

» 丰隆+关元+三阴交

关元穴补虚温阳，三阴交穴健脾和胃、行气活血。三穴配伍，健脾祛湿化痰，主要对应痰湿较严重且有水肿、头感沉重、食欲下降等症状的月经不调。

三阴交穴

妇科病的万灵丹

三阴交穴属足太阴脾经，名意指足部的三条阴经中气血物质在本穴交会。本穴是妇科的首选要穴，具有双向调节作用，刺激该穴可疏调足三阴之经气，能健脾胃、益肝肾、补气血、调经水。

【定位】

位于小腿内侧，当足内踝尖上3寸，胫骨内侧缘后方。

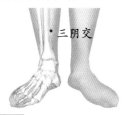

【主治】

肠鸣、腹胀、腹泻；月经不调、带下、阴挺、不孕、滞产；遗精、阳痿、遗尿；心悸、失眠、高血压；下肢痿痹；阴虚诸证。

【功效】

健脾和胃，调补肝肾，行气活血，疏经通络。

【日常保健】

» 按摩

用拇指指腹按揉或者是以食指指端对三阴交穴进行点按刺激，按摩时间以1分钟为好。可治疗肝郁化热型月经不调、产后腹痛、更年期综合征。

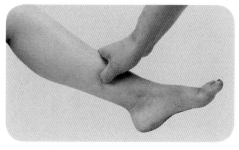

» 艾灸

宜采用温和灸。每日灸1次，每次灸10～15分钟，灸至皮肤产生红晕为止。可改善月经不调、产后浮肿、缺乳、恶露不绝等病症。

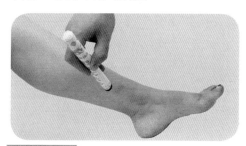

【配伍】

» 三阴交+中极

中极穴补肾气、利膀胱、清湿热。二穴配伍，有补肾健脾、清热祛湿的功效，主治月经不调、带下、更年期综合征。

» 三阴交+行间

行间穴清肝泄热，凉血安神，息风活络。二穴配伍，通过健脾疏肝起到调经作用，也能辅助改善眩晕、耳鸣、食欲不佳等症状。

太溪穴

调补肾气清虚火

太溪穴为足少阴原穴，被称为"人体第一大补穴"，该穴名意指肾经水液在此形成较大的溪水。刺激太溪穴可激活人体肾经的经气，疏通整条肾经，对全身都有调理作用，对于肾虚引起的妇科疾病也有良好的效果。

【定位】

位于足内侧，内踝后方与脚跟骨筋腱之间的凹陷处。

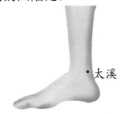

• 太溪

【主治】

头痛、目眩、失眠、健忘、遗精、阳痿；咽喉肿痛、齿痛、耳鸣、耳聋；咳嗽、气喘、咯血、胸痛；消渴、小便频数、便秘；月经不调；腰脊痛、下肢厥冷、内踝肿痛。

【功效】

滋补肾阴，调经止痛。

【日常保健】

» 按摩

用拇指点压太溪穴 30 秒，随即沿顺时针方向按揉约 1 分钟，然后沿逆时针方向按揉约 1 分钟，以局部出现酸、麻、胀感觉为佳。能够治疗月经不调、失眠、耳鸣、头痛、眩晕。

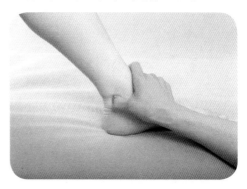

» 艾灸

艾炷灸或温针灸 3～5 壮；艾条灸 5～10 分钟。每天 1 次，可改善各种肾虚引起的妇科疾病。

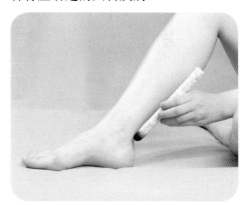

【配伍】

» 太溪+天枢+中极

天枢穴理气行滞，中极穴补肾气、清湿热。三穴配伍，有补肾助阳、温经活血的功效，治疗寒凝气滞之月经不调，并能改善怕冷、手足冰冷等症。

交信穴
调理女子月经的"专家"

交信穴属足少阴肾经，名意指肾经经气由此交于三阴交穴。交信益肾，能通调二便，刺激该穴，有助于改善体内的新陈代谢，从而治疗月经不调。

【定位】

位于小腿内侧，在内踝尖上2寸，胫骨内侧缘后际凹陷中。

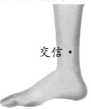

交信·

【主治】

月经不调、崩漏、阴挺、阴痒；腹泻、便秘、痢疾；五淋；疝气。

【功效】

益肾调经，调理二便。

【日常保健】

» 按摩

用拇指揉按交信穴100～200次，力度先由轻至重，再由重至轻，手法连贯，以局部有酸、麻、胀感为宜。长期坚持，可治疗月经不调、崩漏、阴挺、五淋等。

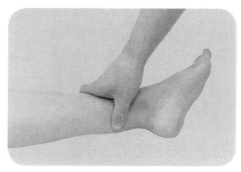

» 艾灸

艾条温和灸每日灸1～2次，每次灸20分钟左右，灸至皮肤产生红晕为止。可改善阴挺、泄泻、大便难、五淋、阴痒等病症。

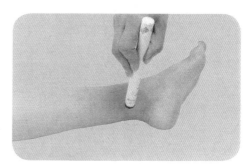

【配伍】

» 交信+三阴交

三阴交穴调补肝肾、行气活血、疏经通络。二穴配伍，有行气活血、益肾调经之效，主治月经不调、崩漏、阴痒。

» 交信+太冲+血海+地机

太冲穴调经止淋，血海穴补血养血、引血归经，地机穴调经止带、调燮胞宫。四穴配伍，有补血调经的功效，主治崩漏。

太冲穴

疏肝养血调经带

太冲穴属肝经，名意指肝经的水湿风气在此向上冲行。为肝脏原气留止之处，而原穴往往调控着该经的总体气血，有疏肝养血的作用，擅长治疗因肝经病变所引起的月经不调、痛经、闭经、带下等妇科病证。

【定位】

位于足背侧，当第1跖骨间隙的后方凹陷处。

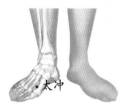

【主治】

中风、癫狂痫、小儿惊风、头痛、眩晕、耳鸣、目赤肿痛、口喎、咽痛；月经不调、痛经、闭经、崩漏、带下、难产；黄疸、胁痛、腹胀、呕逆；癃闭、遗尿；下肢痿痹、足跗肿痛。

【功效】

回阳救逆，调经止淋。

【日常保健】

» 按摩

用拇指指腹按揉太冲穴，每天按揉3次，每次100下，可给心脏供血，对情绪压抑、生闷气后产生的反应有疏泄作用。可治疗月经不调、痛经、闭经、崩漏、带下、头晕、头痛等病症。

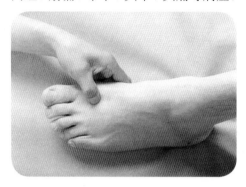

» 艾灸

每天温和灸灸太冲穴10～20分钟，具有调理气血、平肝息风的作用。可治疗月经不调、头痛、高血压、癫狂、痫证等病症。

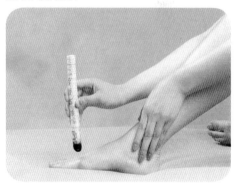

【配伍】

» 太冲+八髎+期门

八髎穴调经止带，期门穴疏肝清热、降逆止痛。三穴配伍，通过疏肝理气起到调经止痛的效果，也有通利小便、清湿热的功效。

行间穴

疏肝理气调经血

行间穴属足厥阴肝经，名意指肝经的水湿风气由此顺传而上。行间穴有平肝降火、解郁安神的功效，适用于肝郁气滞引起的妇科疾病。

【定位】

位于足背侧，当第1、第2趾间，趾蹼缘的后方赤白肉际处。

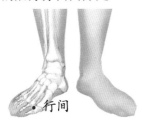

·行间

【主治】

中风、癫痫、头痛、目眩、目赤肿痛、青盲、口㖞；月经不调、痛经、闭经、崩漏、带下；阴中痛、疝气；遗尿、癃闭、五淋；胸胁满痛。

【功效】

清肝泄热，凉血安神，息风活络。

【日常保健】

» 按摩

用拇指指尖掐按行间穴3～5分钟，力度适中，手法连贯。每天坚持，能够疏泄肝胆，治疗月经不调、痛经、

闭经、崩漏、带下、耳鸣、眩晕等病症。

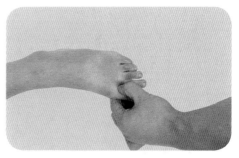

» 艾灸

艾条温和灸灸行间穴10～20分钟，每天1次。可治疗月经不调、痛经、闭经、崩漏、带下、胸胁胀痛等病症。

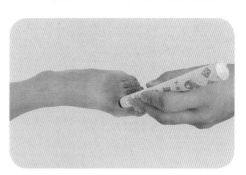

【配伍】

» 行间+太冲+三阴交

太冲穴调经止淋，三阴交穴健脾和胃、调补肝肾、行气活血。三穴配伍，通过疏肝健脾来调理经带，并能清热祛湿，辅助治疗排便不畅及表现为带色黄的白带异常。

» 行间+气海+地机+三阴交

气海穴行气散滞，地机穴健脾渗湿、调经止带，三阴交穴行气活血。四穴配伍，有行气活血止痛的作用，主治痛经、崩漏、带下。

地机穴

调经止带健脾胃

地机穴属足太阴脾经，名意指本穴的脾土微粒随地部经水运化到人体各部，运化过程十分巧妙。地机穴有渗散脾土水湿、调经止带的功效，适用于湿气困脾导致的经血和带下不正常的病症。

【定位】

位于小腿内侧，当内踝尖与阴陵泉的连线上，阴陵泉下3寸。

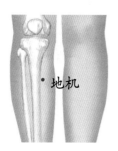

地机

【主治】

痛经、崩漏、月经不调；腹痛、腹泻；疝气；小便不利、水肿。

【功效】

健脾渗湿，调经止带，调燮胞宫。

【日常保健】

» 按摩

用拇指指腹按揉地机穴100～200次，每天坚持，可治疗痛经、月经不调、泄泻、腹痛等病症。

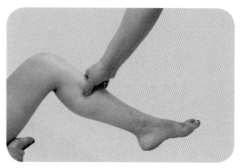

» 艾灸

宜用温和灸。施灸时，手执艾条以点燃的一端对准施灸部位，距离皮肤1.5～3厘米，以感到施灸处温热、舒适为度。可治疗月经不调、痛经、崩漏。

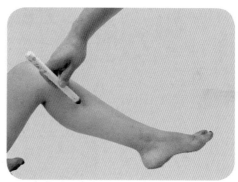

【配伍】

» 地机+血海

血海穴健脾化湿、调经活血。二穴配伍，有调经通血的作用，主治月经不调、痛经、带下。

» 地机+中极

中极穴益肾兴阳、通经止带。二穴配伍，主要通过温肾健脾来达到通调月经的作用，同时具有一定的通调水道之效，能缓解小便不利的情况。

隐白穴

调血统血的"妇科御医"

隐白穴是足太阴脾经的井穴，名意指脾经体内经脉的阳热之气由本穴外出脾经体表经脉。刺激隐白穴可调控脾经血气，是治疗月经过多、崩漏的要穴。

【定位】

位于足大趾末节内侧，距趾甲角0.1寸。

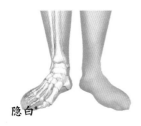

隐白

【主治】

月经过多、崩漏；便血、尿血；癫狂、多梦；惊风；腹满、暴泻。

【功效】

调血统血，扶脾温脾，清心宁神，温阳回厥。

【日常保健】

» 按摩

用拇指指甲掐按隐白穴50～100次，每天坚持，可治疗月经不调、腹胀、便血、尿血等病症。

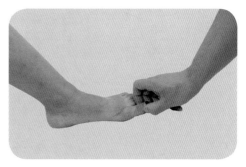

» 艾灸

艾炷直接灸隐白穴可治疗功能性子宫出血，具有疗程短，疗效显著且无不良反应，停灸后维持时间长等特点，不失为一种治崩漏的好方法。

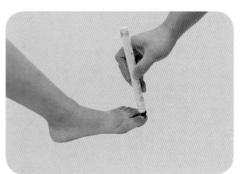

【配伍】

» 隐白+气海+血海+三阴交

气海穴行气散滞，血海穴健脾化湿、调经活血，三阴交穴行气活血。四穴配伍，通过健脾、统调气血起到调经作用，主治月经过多、崩漏。

» 隐白+三阴交+丰隆

三阴交穴行气活血，丰隆穴健脾和胃。三穴配伍，有健脾祛湿、止带的作用，辅助治疗月经不调伴随的白带异常情况。

第五章

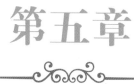

中医辨证治疗——
让你远离妇科病

一、月经不调

月经不调是以月经周期异常为主症的月经病，临床有月经先期、月经后期、月经先后无定期几种情况。月经周期缩短，经行提前7天以上，甚至10余日一行者，称月经先期。月经周期延长，经行错后7天以上，甚至3～5个月一行者，称月经后期。月经周期延长或缩短，即经行或提前或错后7天以上，先后不定者，称月经先后无定期。

辨证论治

气虚型

主要证候： 月经提前，心悸怔忡，失眠多梦，四肢倦怠，舌淡苔薄，脉细弱。

治疗法则： 养心健脾，固冲调经。

方药举例： 归脾汤（《济生方》）。

白术、茯神、黄芪、龙眼肉、酸枣仁各18克，人参、木香各9克，当归、远志各3克，炙甘草6克，生姜5片，大枣1枚。

水煎服。

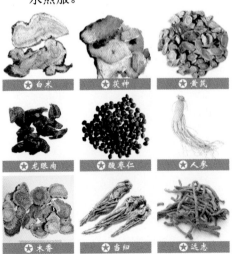

★白术　★茯神　★黄芪
★龙眼肉　★酸枣仁　★人参
★木香　★当归　★远志

★炙甘草　★生姜　★大枣

方中人参、白术、黄芪、炙甘草健脾补气固冲；当归、龙眼肉、大枣健脾养血；酸枣仁、茯神、远志养心宁神；生姜、木香行气醒脾。全方共奏补脾养心、固冲调经之效。

血虚型

主要证候： 经期错后，量少，色淡质稀，小腹空痛，头晕眼花，心悸失眠，皮肤不润，面色苍白或萎黄，舌淡，苔薄，脉细无力。

治疗法则： 补血养营，益气调经。

方药举例： 人参养荣汤（《和剂局方》）。

人参、陈皮、白术、肉桂、黄芪、炙甘草、当归各30克，白芍90克，熟地黄9克，茯苓、五味子各4克，远志15克。

★人参　★陈皮　★白术

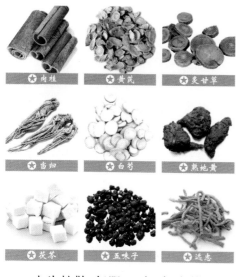

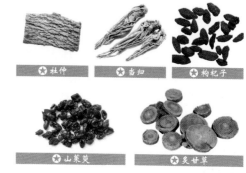

上为挫散，每服 12 克。加生姜 3 片，大枣 2 枚，水煎服。

若月经过少者，去五味子，酌加丹参、鸡血藤；若经行小腹隐隐作痛者，重用白芍，酌加阿胶、香附。

肾虚型

主要证候：经期错后，量少，色淡暗，质清稀，腰酸腿软，头晕耳鸣，带下清稀，面色晦暗，或面部暗斑，舌淡暗，苔薄白，脉沉细。

治疗法则：补肾益气，养血调经。

方药举例：大补元煎（《景岳全书》）。

人参、山药、熟地黄、杜仲、当归、枸杞子各 6 克，山茱萸、炙甘草各 3 克。

水煎服。

方中人参、山药、杜仲补肾气以固命门；山茱萸、枸杞子补肾填精而生血；当归、熟地黄养血益阴；炙甘草调和诸药。全方共奏补肾益气，养血调经之效。

气郁型

主要证候：经行或先或后，经量或多或少，色暗红，有血块，或经行不畅，胸胁、乳房、少腹胀痛，精神郁闷，时欲太息，嗳气食少，舌质正常，苔薄，脉弦。

治疗法则：疏肝解郁，和血调经。

方药举例：逍遥散（《和剂局方》）。

炙甘草 4.5 克，柴胡、当归、白芍、白术、白茯苓各 9 克。

加生姜 3 片，薄荷 6 克，水煎服。

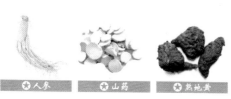

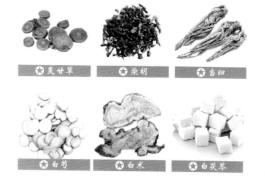

方中柴胡、白芍、当归疏肝解郁，养血和血；白术、茯苓、甘草健运脾胃，实土御木；生姜温胃和中；薄荷疏散郁遏之气，透达肝经郁热。诸药相配，共奏疏肝解郁、理气和中、益肾助阳之功。

血热型

1. 阴虚血热证

主要证候：经期提前，量少，色红质稠，颧赤唇红，手足心热，咽干口燥，舌红，苔少，脉细数。

治疗法则：养阴清热，凉血调经。

方药举例：两地汤（《傅青主女科》）。

生地黄、玄参各 30 克，地骨皮、阿胶各 9 克，麦冬、白芍各 15 克。

水煎服。

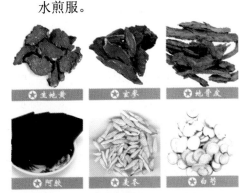

方中地骨皮、玄参、麦冬养阴清热，生地黄滋阴清热凉血，白芍和血敛阴，阿胶滋阴止血。全方共奏滋阴清热、凉血调经之效。

2. 阳盛血热证

主要证候：经期提前，量多，色紫红，质稠，心胸烦闷，渴喜冷饮，大便燥结，小便短赤，面色红赤，舌红，苔黄，脉滑数。

治疗法则：清热降火，凉血调经。

方药举例：清经散（《傅青主女科》）。

地骨皮 15 克，牡丹皮、白芍、熟地黄各 9 克，青蒿、茯苓各 6 克，黄柏 1.5 克。

水煎服。

方中黄柏、青蒿、牡丹皮清热降

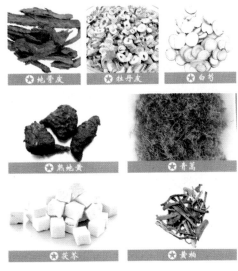

火凉血；熟地黄、地骨皮清血热而生水；白芍养血敛阴；茯苓行水泄热。全方清热降火、凉血养阴，使热去则阴不伤，血安而经自调。

血寒型

1. 虚寒证

主要证候：经期错后，量少，色淡质稀，小腹隐痛，喜热喜按，腰酸无力，小便清长，面色㿠白，舌淡，苔白，脉沉迟无力。

治疗法则：温经扶阳，养血调经。

方药举例：大营煎（《景岳全书》）。

当归 6～15 克，熟地黄 9～21 克，枸杞子、杜仲各 6 克，牛膝 4.5 克，炙甘草、肉桂各 3～6 克。

水煎服。

方中肉桂温经扶阳，通行血脉；

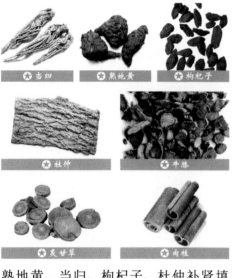

熟地黄、当归、枸杞子、杜仲补肾填精养血；牛膝活血通经，引血下行。全方共奏温经扶阳、养血调经之效。

若经行小腹痛者，酌加巴戟天、小茴香、香附；虚甚者，加人参。

2. 实寒证

主要证候：经期错后，量少，经色紫暗有块，小腹冷痛拒按，得热痛减，畏寒肢冷，舌暗，苔白，脉沉紧或沉迟。

治疗法则：温经散寒，活血调经。

方药举例：温经汤（《妇人大全良方》）。

人参、甘草、牛膝各 9 克，当归、川芎、白芍、肉桂、莪术、牡丹皮各 6 克。

水煎服。

方中肉桂温经散寒，通脉调经；

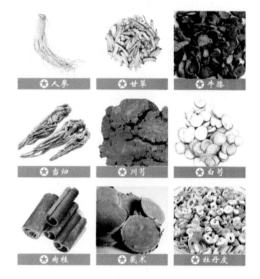

当归、川芎养血活血调经；人参甘温补气，且肉桂通阳散寒；莪术、牡丹皮、牛膝活血祛瘀，助当归、川芎通行血滞；白芍、甘草缓急止痛。全方共奏温经散寒、活血调经之效。

按摩疗法

点按关元穴

【定位】位于脐中下3寸，腹中线上。

【按摩】用拇指指腹轻轻点按关元穴约2分钟，以局部有酸胀感为宜。

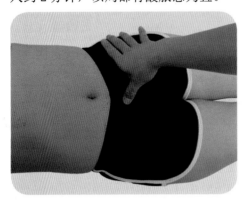

按揉血海穴

【定位】位于大腿内侧，髌底内侧端上2寸，当股四头肌内侧头的隆起处。

【按摩】用拇指指腹按揉血海穴100～200次，力度由轻至重再至轻，手法连贯。

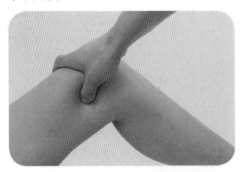

按揉三阴交穴

【定位】位于小腿内侧，当足内踝尖上3寸，胫骨内侧缘后方。

【按摩】用拇指按顺时针方向按揉三阴交穴约2分钟，然后按逆时针方向按揉约2分钟。

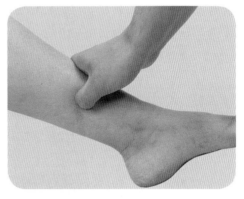

按揉气海穴

【定位】位于下腹部，前正中线上，当脐中下1.5寸。

【按摩】用拇指指腹按压气海穴约30秒，然后按顺时针方向按揉约2分钟，以局部出现酸、麻、胀感觉为佳。

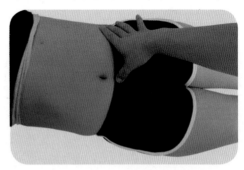

> 专家指点
>
> 气虚加足三里、脾俞；血虚加脾俞、膈俞；肾虚加肾俞、太溪；气郁加太冲、期门；血热加行间、地机；血寒加归来、命门。

艾灸疗法

灸三阴交穴

【定位】位于小腿内侧，当足内踝尖上3寸，胫骨内侧缘后方。

【艾灸】艾条温和灸，每日灸1次，每次灸15分钟左右，灸至皮肤产生红晕为止。

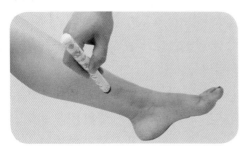

灸血海穴

【定位】位于大腿内侧，髌底内侧端上2寸，当股四头肌内侧头的隆起处。

【艾灸】艾条温和灸，每日灸1次，每次灸20分钟左右，灸至皮肤产生红晕为止。

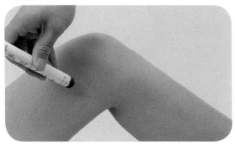

灸关元穴

【定位】位于脐中下3寸，腹中线上。

【艾灸】艾条温和灸，每日灸1次，每次灸10～15分钟，灸至皮肤产生红晕为止。

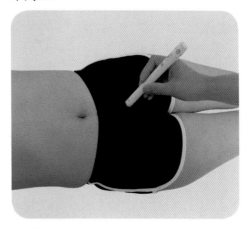

灸肾俞穴

【定位】位于腰部，当第2腰椎棘突下，旁开1.5寸。

【艾灸】艾条温和灸，每日灸1次，每次灸10～15分钟，灸至皮肤产生红晕为止。

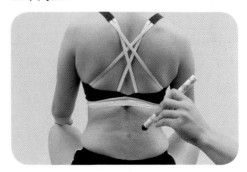

专家指点

月经提前加涌泉、气海、足三里；月经延长加归来、太溪；经无定期加肝俞、脾俞。

二、经间期出血

两次月经之间，即氤氲之时，发生周期性出血者，称为"经间期出血"。

辨证论治

肾阴虚型

主要证候：经间期出血，量少，色鲜红，质稠，头晕耳鸣，腰腿酸软，手足心热，夜寐不宁，舌红，苔少，脉细数。

治疗法则：滋肾益阴，固冲止血。

方药举例：加减一贯煎（《景岳全书》）。

生地黄、熟地黄各30克，白芍、麦冬各15克，甘草6克，知母10克，地骨皮12克。

水煎服。

方中生地黄、熟地黄、知母滋肾益阴；地骨皮泻阴火；白芍和血敛阴；麦冬养阴清心；甘草调和诸药。全方合用，功能滋肾益阴，固冲调经，故出血可止。

湿热型

治疗法则：清热除湿，凉血止血。

方药举例：清肝止淋汤（《傅青主

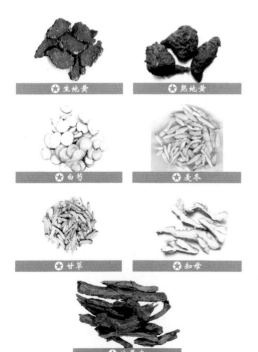

★生地黄 ★熟地黄
★白芍 ★麦冬
★甘草 ★知母
★地骨皮

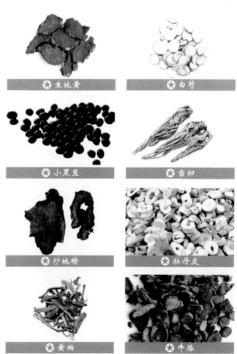

★生地黄 ★白芍
★小黑豆 ★当归
★炒地榆 ★牡丹皮
★黄柏 ★牛膝

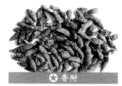

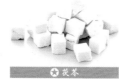

女科》）去阿胶、红枣，加茯苓、炒地榆。

生地黄 15 克，白芍、小黑豆、当归各 30 克，炒地榆、牡丹皮各 9 克，黄柏、牛膝各 6 克，香附 3 克，茯苓 10 克。

水煎服。

方中黄柏、黑豆、茯苓清热解毒，利水除湿；香附、牡丹皮、牛膝理气活血止痛；当归、白芍养血柔肝，缓急止痛；生地黄、炒地榆凉血止血。全方共奏清热除湿、凉血止血之效。

血瘀型

主要证候：经间期出血，血色紫暗，夹有血块，小腹疼痛拒按，情志抑郁，舌紫暗或有瘀点，脉涩有力。

治疗法则：活血化瘀，理血归经。

方药举例：逐瘀止血汤（《傅青主女科》）。

生地黄 30 克，大黄、龟甲、赤芍各 9 克，牡丹皮 3 克，当归尾、枳壳各 15 克，桃仁 10 粒。

水煎服。

方中桃仁、大黄、赤芍、牡丹皮、当归尾活血化瘀，引血归经；枳壳理气行滞；生地黄、龟甲养阴益肾，固冲止血。全方共奏活血化瘀、理气归经之效。

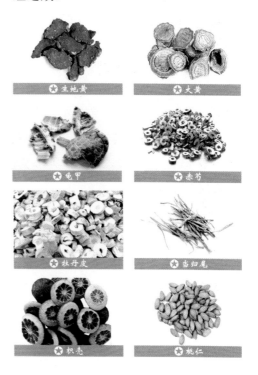

按摩疗法

点按关元穴

【定位】位于脐中下3寸，腹中线上。

【按摩】用拇指指腹轻轻点按关元穴约2分钟。以局部有酸、麻、胀感并持续向腹部渗透为有效。

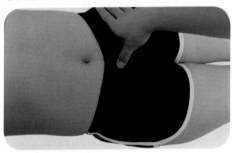

按揉血海穴

【定位】位于大腿内侧，髌底内侧端上2寸，当股四头肌内侧头的隆起处。

【按摩】用拇指指腹按揉血海穴100～200次，力度由轻至重再至轻，手法连贯。

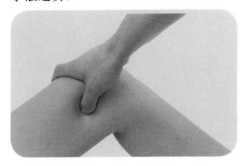

按揉三阴交穴

【定位】位于小腿内侧，当足内踝尖上3寸，胫骨内侧缘后方。

【按摩】用拇指按顺时针方向按揉三阴交穴约2分钟，然后按逆时针方向按揉约2分钟。

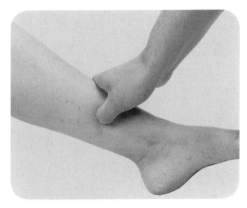

按揉地机穴

【定位】位于小腿内侧，阴陵泉下3寸，胫骨内侧缘后际。

【按摩】用拇指按顺时针方向按揉地机穴约2分钟，然后按逆时针方向按揉约2分钟。

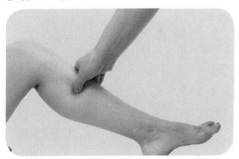

专家指点

肾阴虚型加太溪；血瘀型加合谷；湿热型加隐白。

拔罐疗法

拔罐血海穴

【定位】位于大腿内侧，髌底内侧端上2寸，当股四头肌内侧头的隆起处。

【拔罐】将罐吸拔在血海穴上，留罐15分钟，以局部皮肤泛红，充血为度。

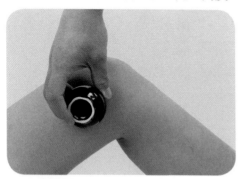

拔罐三阴交穴

【定位】位于小腿内侧，当足内踝尖上3寸，胫骨内侧缘后方。

【拔罐】将罐吸拔在三阴交穴上，留罐10分钟，以局部皮肤泛红，充血为度。

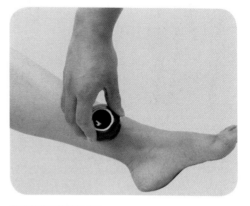

拔罐关元穴

【定位】位于脐中下3寸，腹中线上。

【拔罐】将罐吸拔在关元穴上，留罐15分钟，以局部皮肤泛红，充血为度。

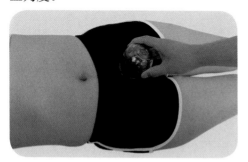

拔罐气海穴

【定位】位于下腹部，前正中线上，当脐中下1.5寸。

【拔罐】将罐吸拔在气海穴上，留罐15分钟，以局部皮肤泛红，充血为度。

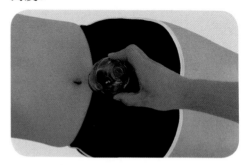

专家指点

肾阴虚型加肾俞；血瘀型加行间；湿热型加太冲。

三、痛经

凡在经期或经行前后，出现周期性小腹疼痛，或痛引腰骶，甚至剧痛晕厥者，称为"痛经"，亦称"经行腹痛"。

辨证论治

肾气亏损型

主要证候：经期或经后小腹隐隐作痛，喜按，月经量少，色淡质稀，头晕耳鸣，腰酸腿软，小便清长，面色晦暗，舌淡，苔薄，脉沉细。

治疗法则：补肾填精，养血止痛。

方药举例：调肝汤（《傅青主女科》）。

当归、白芍、阿胶、山茱萸各9克，巴戟天、甘草各3克，山药15克。

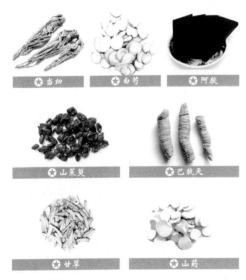

水煎服。

方中巴戟天、山茱萸补肾气，填肾精；当归、白芍、阿胶养血缓急止痛；

山药、甘草补脾肾，生精血。全方共奏补肾填精养血、缓急止痛之功。

气血虚弱型

主要证候：经期或经后小腹隐痛喜按，月经量少，色淡质稀，神疲乏力，头晕心悸，失眠多梦，面色苍白，舌淡，苔薄，脉细弱。

治疗法则：补气养血，和中止痛。

方药举例：黄芪建中汤（《金匮要略》）加当归、党参。

黄芪5克，白芍18克，桂枝9克，炙甘草、当归、党参各6克，生姜10克，大枣4枚，饴糖30克。

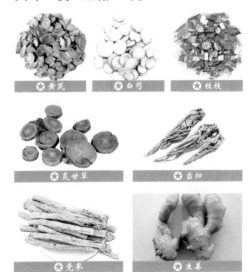

☀ 大枣

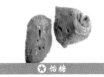

☀ 饴糖

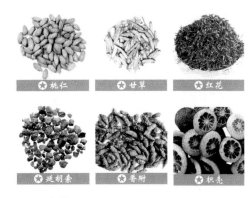

☀ 桃仁　　☀ 甘草　　☀ 红花

☀ 延胡索　　☀ 香附　　☀ 枳壳

水煎服。

方中黄芪、党参、桂枝补气温中，通络止痛；当归、白芍、饴糖养血和中，缓急止痛；炙甘草、生姜、大枣健脾胃以生气血，欲补气血先建中州。本方共奏补气养血、和中止痛之效。

气滞血瘀型

主要证候：经前或经期小腹胀痛拒按，胸胁、乳房胀痛，经行不畅，经色紫暗有块，块下痛减，舌紫暗，或有瘀点，脉弦或弦涩有力。

治疗法则：行气活血，祛瘀止痛。

方药举例：膈下逐瘀汤（《医林改错》）。

五灵脂（炒）、川芎、牡丹皮、赤芍、乌药各6克，当归、桃仁、甘草、红花各9克，延胡索3克，香附、枳壳各4.5克。

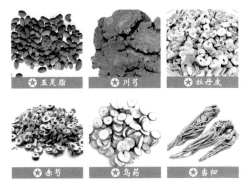

☀ 五灵脂　　☀ 川芎　　☀ 牡丹皮

☀ 赤芍　　☀ 乌药　　☀ 当归

水煎服。

方中当归、川芎、赤芍养血活血，与逐瘀药同用，可使瘀血祛而不伤阴血；牡丹皮清热凉血，活血化瘀；桃仁、红花、五灵脂破血逐瘀，以消积块；香附、乌药、枳壳、延胡索行气止痛；尤其川芎不仅养血活血，更能行血中之气，增强逐瘀之力；甘草调和诸药。全方以逐瘀活血和行气药物居多，使气帅血行，更好发挥其活血逐瘀、破癥消结之力。

寒凝血瘀型

主要证候：经前或经期小腹冷痛拒按，得热则痛减，经血量少，色暗有块，畏寒肢冷，面色青白，舌暗，苔白，脉沉紧。

治疗法则：温经散寒，祛瘀止痛。

方药举例：温经汤（《金匮要略》）。

吴茱萸、麦冬各9克，当归、白芍、川芎、人参、桂枝、阿胶、牡丹皮、生姜、甘草、半夏各6克。

水煎服。

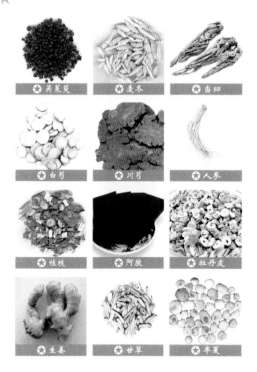

方中吴茱萸、桂枝温经散寒，通利血脉；当归、川芎活血祛瘀，养血调经；牡丹皮既助诸药活血散瘀，又能清血分虚热；阿胶养血止血，滋阴润燥；白芍养血敛阴，柔肝止痛；麦冬养阴清热；人参、甘草益气健脾；半夏、生姜辛开散结，通降胃气，以助祛瘀调经；甘草调和诸药。诸药合用，共奏温经散寒、养血祛瘀之功。

湿热蕴结型

主要证候：经前或经期小腹灼痛拒按，痛连腰骶，或平时小腹痛，至经前疼痛加剧，经量多或经期长，经色紫红，质稠或有血块，平素带下量多，黄稠臭秽，或伴低热，小便黄赤，舌红，苔黄腻，脉滑数或濡数。

治疗法则：清热除湿，化瘀止痛。

方药举例：清热调血汤（《古今医鉴》）加红藤、败酱草、薏苡仁。

牡丹皮、黄连、生地黄、当归、白芍、川芎、红花、桃仁各10克，莪术、香附、延胡索、红藤、败酱草各12克，薏苡仁20克。

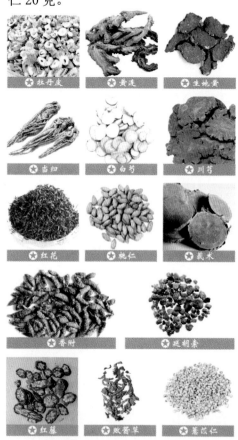

水煎服。

方中黄连、薏苡仁清热除湿；红藤、败酱草清热解毒；当归、川芎、桃仁、红花、牡丹皮活血祛瘀通经；莪术、香附、延胡索行气活血止痛；生地黄、白芍凉血清热，缓急止痛。全方共奏清热除湿、化瘀止痛之效。

按摩疗法

按揉气海穴

【定位】位于下腹部，前正中线上。

【按摩】用拇指指腹按压气海穴约30秒，然后按顺时针方向按揉约2分钟，以局部出现酸、麻、胀感觉为佳。

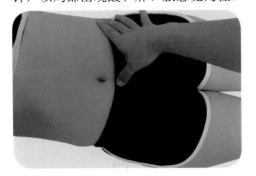

点按关元穴

【定位】位于脐中下3寸，腹中线上。

【按摩】用拇指指腹轻轻点按关元穴约2分钟，以局部有酸胀感为宜。

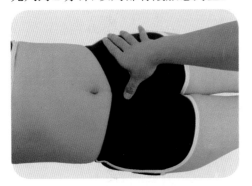

按揉三阴交穴

【定位】位于小腿内侧，当足内踝尖上3寸，胫骨内侧缘后方。

【按摩】用拇指按顺时针方向按揉三阴交穴约2分钟，然后按逆时针方向按揉约2分钟。

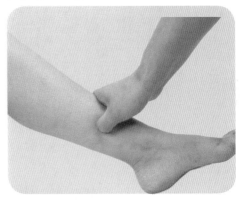

按揉地机穴

【定位】位于小腿内侧，阴陵泉下3寸，胫骨内侧缘后际。

【按摩】用拇指按顺时针方向按揉地机穴约2分钟，然后按逆时针方向按揉约2分钟。

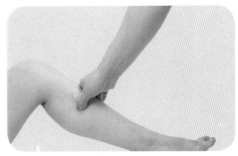

专家指点

肾气亏损型加肾俞；气血虚弱型加脾俞；气滞血瘀型加膈俞；寒凝血瘀型加命门；湿热蕴结型加隐白。

艾灸疗法

灸合谷穴

【定位】位于第 1、第 2 掌骨间，当第 2 掌骨桡侧的中点处。

【艾灸】艾条温和灸，每日灸 1 次，每次灸 10～20 分钟，灸至皮肤产生红晕为止。

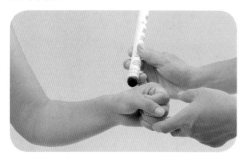

灸三阴交穴

【定位】位于小腿内侧，当足内踝尖上 3 寸，胫骨内侧缘后方。

【艾灸】艾条温和灸，每日灸 1 次，每次灸 15 分钟左右，灸至皮肤产生红晕为止。

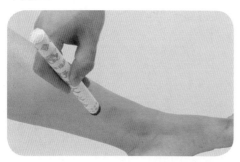

灸关元穴

【定位】位于脐中下 3 寸，腹中线上，仰卧取穴。

【艾灸】艾条温和灸，每日灸 1 次，每次灸 10～15 分钟，灸至皮肤产生红晕为止。

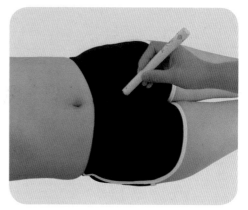

灸中极穴

【定位】位于下腹部，前正中线上。

【艾灸】艾条温和灸，每日灸 1 次，每次灸 15 分钟左右，灸至皮肤产生红晕为止。

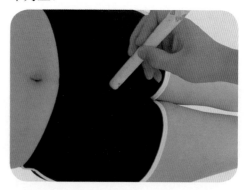

专家指点

肾气亏损型加肾俞；气血虚弱型加足三里；气滞血瘀型加膻中；寒凝血瘀型加膈俞；湿热蕴结型加丰隆。

四、闭经

女子年逾 18 周岁，月经尚未来潮，或月经来潮后又中断 6 个月以上者，称为"闭经"，前者称原发性闭经，后者称继发性闭经，古称"女子不月""月事不来""经水不通""闭经"等。妊娠期、哺乳期或更年期的月经停闭属生理现象，不做闭经论，有的少女初潮 2 年内偶尔出现月经停闭现象，可不予治疗。

辨证论治

肾虚型

1. 肾气虚证

主要证候：月经初潮来迟，或月经后期量少，渐至闭经，头晕耳鸣，腰酸腿软，小便频数，性欲淡漠，舌淡红，苔薄白，脉沉细。

治疗法则：补肾益气，养血调经。

方药举例：大补元煎（《景岳全书》）加丹参、牛膝。

若闭经日久，畏寒肢冷甚者，酌加菟丝子、肉桂、紫河车；夜尿频数者，酌加金樱子、覆盆子。

2. 肾阴虚证

主要证候：月经初潮来迟，或月经后期量少，渐至闭经，头晕耳鸣，腰膝酸软，或足跟痛，手足心热，甚则潮热盗汗，心烦少寐，颧红唇赤，舌红，苔少或无苔，脉细数。

治疗法则：滋肾益阴，养血调经。

方药举例：左归丸（《景岳全书》）。

若潮热盗汗者，酌加青蒿、鳖甲、地骨皮；心烦不寐者，酌加柏子仁、丹参、珍珠母；阴虚肺燥，咳嗽咯血者，

酌加白及、仙鹤草。

3. 肾阳虚证

主要证候：月经初潮来迟，或月经后期量少，渐至闭经，头晕耳鸣，腰痛如折，畏寒肢冷，小便清长，夜尿多，大便溏薄，面色晦暗，或目眶暗黑，舌淡，苔白，脉沉弱。

治疗法则：温肾助阳，养血调经。

方药举例：十补丸（《济生方》）。

熟地黄、山药、山茱萸、泽泻、茯苓、牡丹皮、肉桂、鹿茸各 4.5 克，五味子、炮附子各 9 克。

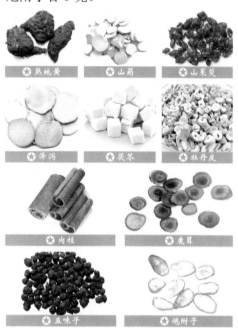

炼蜜为丸，如梧桐子大，每服70丸。

方中鹿茸、炮附子、肉桂温肾壮阳，填精养血；熟地黄、山茱萸补肾益精血，更助益山药资生化之源；少佐以泽泻、茯苓渗湿利水；牡丹皮清泄虚火，与温肾药配伍，使补而不滞，温而不燥；五味子助肉桂引火归原，纳气归肾。全方温肾助阳，滋养精血，肾气旺盛，任冲通盛，月事以时下。

★牛膝　★桔梗　★砂仁

每服6～10克，加大枣3枚，水煎服。

血虚型

主要证候：月经停闭数月，头晕目花，心悸怔忡，少寐多梦，皮肤不润，面色萎黄，舌淡，苔少，脉细。

治疗法则：补血养血，活血调经。

方药举例：小营煎（《景岳全书》）加鸡内金、鸡血藤。

当归、熟地黄、白芍、山药、枸杞子、鸡内金、鸡血藤各6克，炙甘草3克。

脾虚型

主要证候：月经停闭数月，肢倦神疲，食欲不振，脘腹胀闷，大便溏薄，面色淡黄，舌淡胖有齿痕，苔白腻，脉缓弱。

治疗法则：健脾益气，养血调经。

方药举例：参苓白术散（《和剂局方》）加当归、牛膝。

人参、白术、茯苓、白扁豆、山药各15克，甘草10克，莲子肉、薏苡仁、当归、牛膝各9克，桔梗、砂仁各6克。

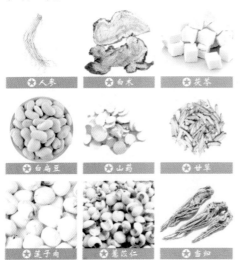

★人参　★白术　★茯苓
★白扁豆　★山药　★甘草
★莲子肉　★薏苡仁　★当归

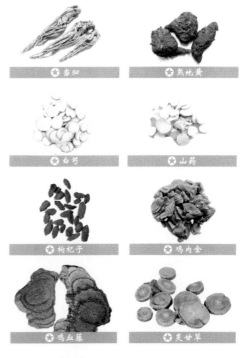

★当归　★熟地黄
★白芍　★山药
★枸杞子　★鸡内金
★鸡血藤　★炙甘草

水煎服。

方中熟地黄、枸杞子、白芍填精

养血；山药、鸡内金、炙甘草健脾以生血；当归、鸡血藤补血活血调经。全方合用，养血为主，兼能活血通络。

气滞血瘀型

主要证候：月经停闭数月，小腹胀痛拒按；精神抑郁，烦躁易怒，胸胁胀满，嗳气叹息，舌紫暗或有瘀点，脉沉弦或涩而有力。

治疗法则：行气活血，祛瘀通络。

方药举例：膈下逐瘀汤（《医林改错》）。

寒凝血瘀型

主要证候：月经停闭数月，小腹冷痛拒按，得热则痛缓，形寒肢冷，面色青白，舌紫暗，苔白，脉沉紧。

治疗法则：温经散寒，活血调经。

方药举例：温经汤。

若小腹冷痛较剧者，酌加艾叶、小茴香、姜黄；四肢不温者，酌加制附子、淫羊藿。

痰湿阻滞型

主要证候：月经停闭数月，带下量多，色白质稠，形体肥胖，或面浮肢肿，神疲肢倦，头晕目眩，心悸气短，胸脘满闷，舌淡胖，苔白腻，脉滑。

治疗法则：豁痰除湿，活血通经。

方药举例：丹溪治湿痰方（《丹溪心法》）。

苍术 9 克，白术 18 克，半夏、茯苓、滑石、香附、川芎、当归各 4.5 克。

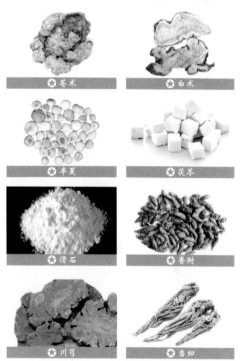

☆苍术　☆白术
☆半夏　☆茯苓
☆滑石　☆香附
☆川芎　☆当归

水煎服。

方中苍术、半夏燥湿化痰；白术、茯苓健脾祛湿；滑石渗利水湿；当归、川芎、香附行气活血。痰湿去则冲任、血海自无阻隔，而获通经之效。

按摩疗法

点按关元穴

【定位】位于脐中下3寸，腹中线上。

【按摩】用拇指指腹轻轻点按关元穴约2分钟。以局部有酸胀感为宜。

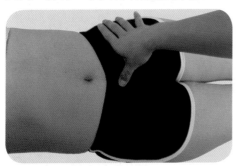

按揉三阴交穴

【定位】位于小腿内侧，当足内踝尖上3寸，胫骨内侧缘后方。

【按摩】用拇指按顺时针方向按揉三阴交穴约2分钟，然后按逆时针方向按揉约2分钟。

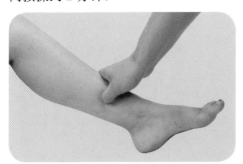

按揉天枢穴

【定位】位于腹中部，平脐中，距脐中2寸。

【按摩】用双手拇指指腹按压天枢穴约30秒，然后沿顺时针方向按揉约2分钟，以局部出现酸胀感为佳。

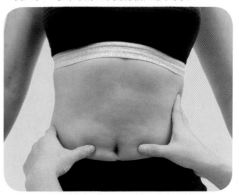

按揉归来穴

【定位】位于下腹部，当脐下4寸，距前正中线2寸。

【按摩】用拇指指腹按压归来穴约30秒，然后按顺时针方向按揉约2分钟，以局部出现酸胀感为佳。

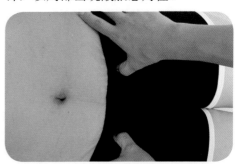

专家指点

肾气虚型加涌泉，肾阴虚型加肾俞，肾阳虚型加气海；脾虚型加脾俞；血虚型加血海；气滞血瘀型加膈俞；寒凝血瘀型加命门；痰湿阻滞型加丰隆。

艾灸疗法

灸肾俞穴

【定位】位于腰部，当第 2 腰椎棘突下，旁开 1.5 寸。

【艾灸】艾条温和灸，每日灸 1 次，每次灸 10～15 分钟，灸至皮肤产生红晕为止。

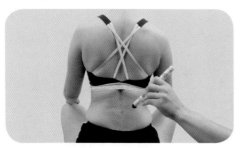

灸关元穴

【定位】位于脐中下 3 寸，腹中线上。

【艾灸】艾条温和灸，每日灸 1 次，每次灸 10～15 分钟，灸至皮肤产生红晕为止。

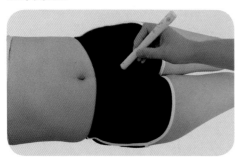

灸三阴交穴

【定位】位于小腿内侧，当足内踝尖上 3 寸，胫骨内侧缘后方。

【艾灸】艾条温和灸，每日灸 1 次，每次灸 15 分钟左右，灸至皮肤产生红晕为止。

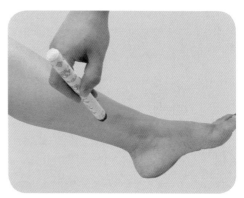

灸天枢穴

【定位】位于腹中部，平脐中，距脐中 2 寸。

【艾灸】艾条温和灸，每日灸 1 次，每次灸 15 分钟左右，灸至皮肤产生红晕为止。

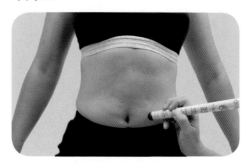

专家指点

气血虚弱型加膈俞；气滞血瘀型加脾俞；寒凝血瘀型加太冲；湿热蕴结型加丰隆。

五、崩漏

妇女不在行经期间阴道突然大量出血，或淋漓下血不断者，称为"崩漏"，前者称为"崩中"，后者称为"漏下"。若经期延长达 2 周以上者，应属崩漏范畴，称为"经崩"或"经漏"。

辨证论治

崩漏以无周期性的阴道出血为辨证要点，临证时结合出血的量、色、质变化和全身证候辨明寒、热、虚、实。治疗应根据病情的缓急轻重、出血的久暂，采用"急则治其标，缓则治其本"的原则，灵活运用塞流、澄源、复旧三法。

肾虚型

1. 肾阴虚证

主要证候：经血非时而下，出血量少或多，淋漓不断，血色鲜红，质稠，头晕耳鸣，腰酸膝软，手足心热，颧赤唇红，舌红，苔少，脉细数。

治疗法则：滋肾益阴，固冲止血。

方药举例：左归丸（《景岳全书》）去川牛膝，加旱莲草、炒地榆。

熟地黄 24 克，山药、枸杞子、山茱萸、菟丝子、鹿角胶、龟甲胶、旱莲草、炒地榆各 12 克。

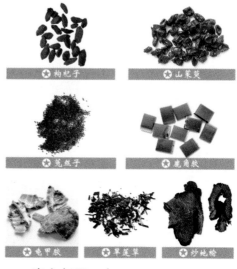

★ 枸杞子　★ 山茱萸　★ 菟丝子　★ 鹿角胶　★ 龟甲胶　★ 旱莲草　★ 炒地榆

蜜丸每服 9 克。

方中熟地黄、枸杞子、山茱萸滋肾阴而填精血；山药、菟丝子补肾阳而益精气，寓阳生阴长之意；龟甲胶、旱莲草、炒地榆育阴凉血止血。全方共奏滋肾益阴、固冲止血之效。

若阴虚有热者，酌加生地黄、麦冬、地骨皮。

2. 肾阳虚证

主要证候：经血非时而下，出血量多，淋漓不尽，色淡质稀，腰痛如折，畏寒肢冷，小便清长，大便溏薄，面色晦暗，舌淡暗，苔薄白，脉沉弱。

治疗法则：温肾助阳，固冲止血。

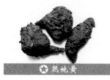

★ 熟地黄

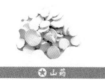

★ 山药

方药举例:大补元煎(《景岳全书》)酌加补骨脂、鹿角胶、艾叶炭。

脾虚型

主要证候:经血非时而下,量多如崩,或淋漓不断,色淡质稀,神疲体倦,气短懒言,不思饮食,四肢不温,或面浮肢肿,面色淡黄,舌淡胖,苔薄白,脉缓弱。

治疗法则:健脾益气,固冲止血。

方药举例:固冲汤(《医学衷中参西录》)。

炒白术 30 克,黄芪、煅龙骨、煅牡蛎、山茱萸各 24 克,白芍、海螵蛸各 12 克,茜草 9 克,棕榈炭 6 克,五倍子 1.5 克。

水煎服。

方中黄芪、白术健脾益气以摄血;煅龙骨、煅牡蛎、海螵蛸固摄冲任;山茱萸、白芍益肾养血,酸收止血;五倍子、棕榈炭涩血止血;茜草活血止血,血止而不留瘀。全方共奏健脾益气、固冲止血之效。

血热型

主要证候:经血非时而下,量多如崩,或淋漓不断,血色深红,质稠,心烦少寐,渴喜冷饮,头晕面赤,舌红,苔黄,脉滑数。

治疗法则:清热凉血,固冲止血。

方药举例:清热固经汤(《简明中医妇科学》)。

炙龟甲 24 克,生地黄、地骨皮、牡蛎、阿胶、藕节、地榆各 15 克,甘草 2.4 克,焦栀子、黄芩、棕榈炭各 9 克。

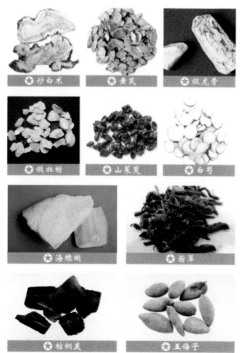

★炒白术　★黄芪　★煅龙骨
★煅牡蛎　★山茱萸　★白芍
★海螵蛸　★茜草
★棕榈炭　★五倍子

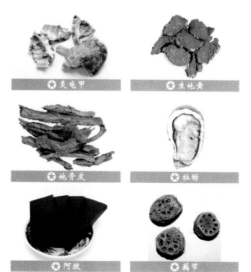

★炙龟甲　★生地黄
★地骨皮　★牡蛎
★阿胶　★藕节

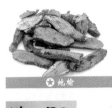

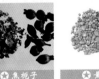

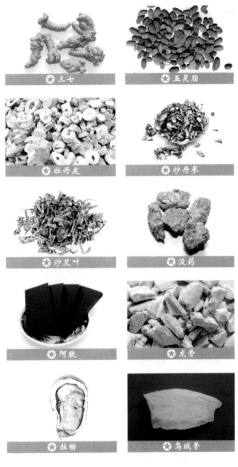

水煎，分两次，食远温服。

方中黄芩、地骨皮、生地黄、阿胶清热凉血益阴；龟甲、牡蛎育阴潜阳，固摄冲任；焦栀子、地榆清热凉血止血；藕节、棕榈炭涩血止血；甘草调和诸药。全方共奏清热凉血、固冲止血之效。

血瘀型

主要证候：经血非时而下，量多或少，淋漓不净，血色紫暗有块，小腹疼痛拒按，舌紫暗或有瘀点，脉涩或弦涩有力。

治疗法则：活血祛瘀，固冲止血。

方药举例：逐瘀止崩汤（《安徽中医验方选集》）。

当归、川芎、三七、五灵脂、牡丹皮炭、炒丹参、炒艾叶各10克，没药6克，阿胶（蒲黄炒）、龙骨、牡蛎、乌贼骨各12克。

水煎服。

方中没药、五灵脂活血祛瘀止痛；三七、牡丹皮炭、炒丹参活血化瘀止血；当归、川芎养血活血；阿胶、炒艾叶养血止血；乌贼骨、龙骨、牡蛎固涩止血。

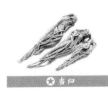

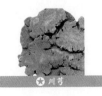

按摩疗法

点按关元穴

【定位】位于脐中下3寸，腹中线上。

【按摩】用拇指指腹轻轻点按关元穴约2分钟，以局部有酸胀感为宜。

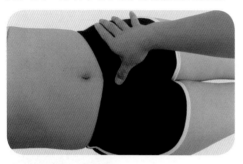

按揉三阴交穴

【定位】位于小腿内侧，当足内踝尖上3寸，胫骨内侧缘后方。

【按摩】用拇指按顺时针方向按揉三阴交穴约2分钟，然后按逆时针方向按揉约2分钟。

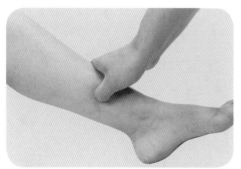

掐按隐白穴

【定位】位于足趾，大趾末节内侧，趾甲根角侧后方0.1寸。

【按摩】用拇指指甲掐按隐白穴50～100次。

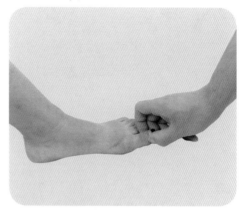

按揉血海穴

【定位】位于大腿内侧，髌底内侧端上2寸，当股四头肌内侧头的隆起处。

【按摩】用拇指指腹按揉血海穴100～200次，力度由轻至重再至轻，手法连贯。

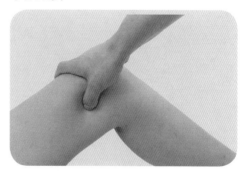

专家指点

肾阴虚型加肾俞，肾阳虚型加气海；脾虚型加脾俞；血热型加期门；血瘀型加太冲。

艾灸疗法

灸关元穴

【定位】位于脐中下 3 寸，腹中线上。

【艾灸】艾条温和灸，每日灸 1 次，每次灸 10～15 分钟，灸至皮肤产生红晕为止。

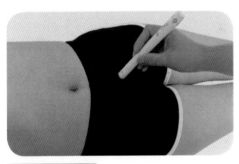

灸三阴交穴

【定位】位于小腿内侧，当足内踝尖上 3 寸，胫骨内侧缘后方。

【艾灸】艾条温和灸，每日灸 1 次，每次灸 15 分钟左右，灸至皮肤产生红晕为止。

灸血海穴

【定位】位于大腿内侧，髌底内侧端上 2 寸，当股四头肌内侧头的隆起处。

【艾灸】艾条温和灸，每日灸 1 次，每次灸 20 分钟左右，灸至皮肤产生红晕为止。

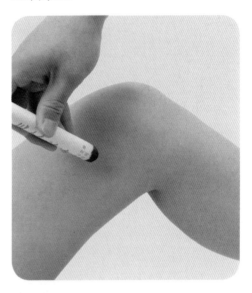

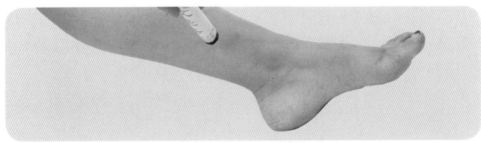

专家指点

　　肾阴虚型加肾俞，肾阳虚型加命门；脾虚型加膈俞、脾俞；血热型加期门；血瘀型加太冲。

六、带下病

白带是指正常妇女阴道内流出的少量白色无味的分泌物。若在经期、排卵期或妊娠期白带增多，是妇女正常的生理现象。如果妇女阴道分泌物增多，且连绵不断，色黄或色红或带血，或黏稠如脓，或清稀如水，气味腥臭，就是带下病症。带下病患者常伴有心烦、口干、头晕、腰酸痛、阴部瘙痒、小便少且颜色黄、全身乏力以及小腹下坠或肿痛感等症状。中医经典著作《傅青主女科》认为，带下病主要是脾气虚弱，肝气郁结，湿气侵袭及热气急逼以致带脉受损而发病，故带下病大多是湿证，是湿邪侵袭胞宫、阴器，累及任脉和带脉，使任脉失固，带脉失约而致病。

辨证论治

脾阳虚型

主要证候：带下量多，色白或淡黄，质稀薄，无臭气，绵绵不断，神疲倦怠，四肢不温，纳少便溏，两足跗肿，面色㿠白，舌质淡，苔白腻，脉缓弱。

治疗法则：健脾益气，升阳除湿。

方药举例：完带汤（《傅青主女科》）。

白术、山药各30克，人参6克，白芍15克，苍术、车前子各9克，甘草3克，陈皮、黑芥穗、柴胡各2克。

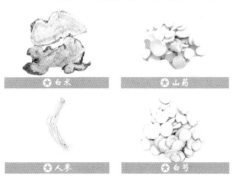

★白术　★山药

★人参　★白芍

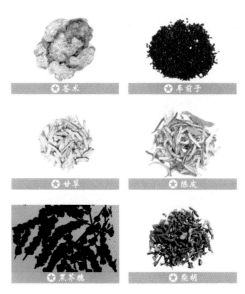

★苍术　★车前子

★甘草　★陈皮

★黑芥穗　★柴胡

水煎服。

方中人参、山药、甘草健脾益气；苍术、白术健脾燥湿；柴胡、白芍、陈皮舒肝解郁，理气升阳；车前子入肾泄降，利水除湿；黑芥穗入血分祛风胜湿。全方寓补于散之中，寄消于升之内，肝、脾、肾三经同治，具有健脾益气、升阳除湿之功。

肾阳虚型

主要证候：带下量多，色白清冷，稀薄如水，淋漓不断，头晕耳鸣，腰痛如折，畏寒肢冷，小腹冷感，小便频数，夜间尤甚，大便溏薄，面色晦暗，舌淡润，苔薄白，脉沉细而迟。

治疗法则：温肾助阳，涩精止带。

方药举例：内补丸（《女科切要》）。

菟丝子120克，鹿茸、肉桂、制附子各60克，沙苑子、黄芪、白蒺藜、紫菀茸、桑螵蛸、肉苁蓉各90克。

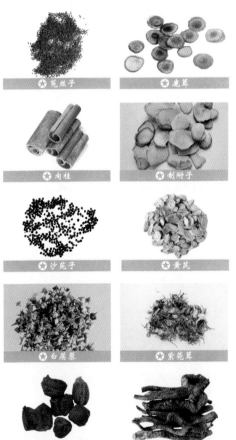

上为末，炼蜜为丸，如绿豆大。每服20丸，食远酒送服。

方中鹿茸、肉苁蓉、菟丝子温肾填精益髓；沙苑子、桑螵蛸补肾涩精止带；制附子、肉桂温肾壮阳补火；黄芪益气固摄；白蒺藜养肝肾而疏风；紫菀茸温肺益肾。全方共奏温肾助阳、涩精止带之效。

阴虚挟湿型

主要证候：带下量不甚多，色黄或赤白相兼，质稠或有臭气，阴部干涩不适，或有灼热感，腰膝酸软，头晕耳鸣，颧赤唇红，五心烦热，失眠多梦，舌红，苔少或黄腻，脉细数。

治疗法则：滋阴益肾，清热祛湿。

方药举例：知柏地黄丸加芡实、金樱子。

湿热下注型

主要证候：带下量多，色黄，黏稠，有臭气，或伴阴部瘙痒，胸闷心烦，口苦咽干，纳食较差，少腹作痛，小便短赤，舌红，苔黄腻，脉濡数。

治疗法则：清热利湿止带。

方药举例：止带方（《世补斋不谢方》）。

泽泻6克，茵陈12克，猪苓、茯苓、车前子、赤芍、牡丹皮、黄柏、栀子、牛膝各9克。

水煎，分3次服用。

方中猪苓、茯苓、车前子、泽泻利水除湿；茵陈、黄柏、栀子清热泻火解毒；赤芍、牡丹皮凉血化瘀，合牛膝活血，并能引药下行，直达病所以除下焦湿热。

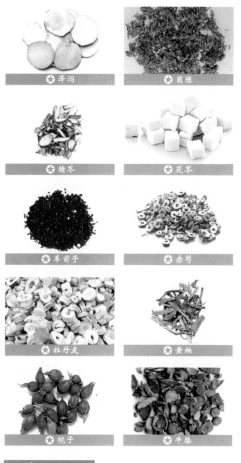

★泽泻

★茵陈

★猪苓

★茯苓

★车前子

★赤芍

★牡丹皮

★黄柏

★栀子

★牛膝

湿毒蕴结型

主要证候：带下量多，黄绿如脓，或赤白相兼，或五色杂下，状如米泔，臭秽难闻，小腹疼痛，腰骶酸痛，口苦咽干，小便短赤，舌红，苔黄腻，脉滑数。

治疗法则：清热解毒除湿。

方药举例：五味消毒饮（《医宗金鉴》）加土茯苓、薏苡仁。

金银花15克，蒲公英、野菊花、紫花地丁、天葵子、土茯苓、薏苡仁各6克。

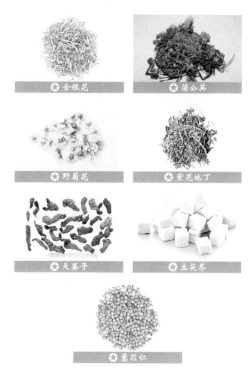

★金银花

★蒲公英

★野菊花

★紫花地丁

★天葵子

★土茯苓

★薏苡仁

水煎服。

方中蒲公英、金银花、野菊花、紫花地丁清热解毒；天葵子、土茯苓、薏苡仁清热解毒，利水除湿。全方共奏清热解毒除湿之功。

按摩疗法

按揉带脉穴

【定位】位于侧腹部，章门下 1.8 寸，当第 11 肋骨游离端下方垂线与脐水平线的交点。

【按摩】用食指中指并拢按揉带脉穴 50～100 次。

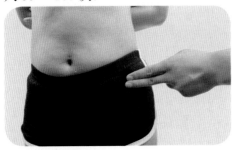

点按中极穴

【定位】位于下腹部，前正中线上，当脐中下 4 寸。

【按摩】用拇指指腹轻轻点按中极穴约 2 分钟，以局部有酸、麻、胀感并持续向腹部渗透为有效。

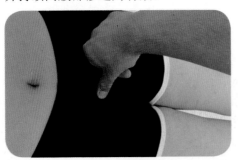

按揉三阴交穴

【定位】位于小腿内侧，当足内踝尖上 3 寸，胫骨内侧缘后方。

【按摩】用拇指按顺时针方向按揉三阴交穴约 2 分钟，然后按逆时针方向按揉约 2 分钟。

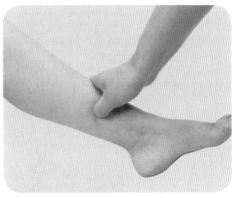

按揉阴陵泉穴

【定位】位于小腿内侧，当胫骨内侧髁后下方凹陷处。

【按摩】用拇指指腹按揉阴陵泉穴 100～200 次，力度由轻至重再至轻，手法连贯。

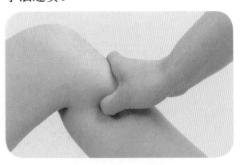

> 专家指点
>
> 脾阳虚型加脾俞；肾阳虚型加关元、肾俞；阴虚挟湿型加气海、足三里、脾俞；湿热下注型加水道、次髎、行间；湿毒蕴结型加期门、水道。

艾灸疗法

灸三阴交穴

【定位】位于小腿内侧，当足内踝尖上3寸，胫骨内侧缘后方。

【艾灸】艾条温和灸，每日灸1次，每次灸15分钟左右，灸至皮肤产生红晕为止。

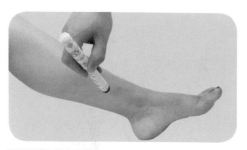

灸白环俞穴

【定位】位于骶区，横平第4骶后孔，骶正中嵴旁开1.5寸。

【艾灸】艾条温和灸，每日灸1次，每次灸10～15分钟，灸至皮肤产生红晕为止。

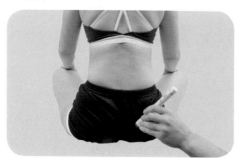

灸气海穴

【定位】位于下腹部，前正中线上，当脐下1.5寸。

【艾灸】艾条温和灸，每日灸1次，每次灸10～15分钟，灸至皮肤产生红晕为止。

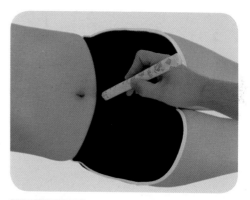

灸带脉穴

【定位】位于侧腹部，章门下1.8寸，当第11肋骨游离端下方垂线与脐水平线的交点。

【艾灸】艾条温和灸，每日灸1次，每次灸20分钟左右，灸至皮肤产生红晕为止。

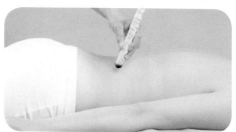

专家指点

脾阳虚型加脾俞；肾阳虚型加肾俞、关元、命门；阴虚挟湿型加次髎；湿热下注型加阴陵泉；湿毒蕴结型加行间。

七、不孕症

凡夫妻同居2年以上，没有采取避孕措施而未能怀孕者，称为不孕症。婚后2年从未受孕者称为原发性不孕，又称"全不产"；曾经有过生育或流产，又连续2年以上不孕者，称为继发性不孕，又称"断绪"。其发生常与先天禀赋不足、房事不节、反复流产、情志失调、饮食所伤等因素有关。病位在胞宫，与任、冲二脉及肾、肝、脾关系密切。基本病机是肾气不足，冲任气血失调。

辨证论治

肾虚型

1. 肾气虚证

主要证候：婚久不孕，月经不调，经量或多或少，头晕耳鸣，腰酸腿软，精神疲倦，小便清长，舌淡，苔薄，脉沉细，两尺尤甚。

治疗法则：补肾益气，填精益髓。

方药举例：毓麟珠（《景岳全书》）。

人参、白术、茯苓、白芍、杜仲、川椒、鹿角霜各60克，川芎、炙甘草各30克，当归、熟地黄、菟丝子各120克。

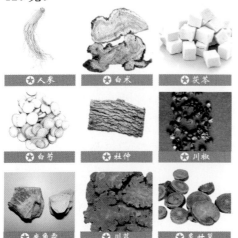

★人参　★白术　★茯苓

★白芍　★杜仲　★川椒

★鹿角霜　★川芎　★炙甘草

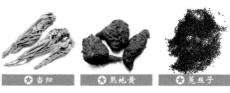

★当归　★熟地黄　★菟丝子

上药为末，炼蜜为丸，弹子大。每服1～2丸，空腹时用酒或白汤送下。

方中菟丝子、鹿角霜、杜仲补肾强腰膝而益精髓，四君子以补气，配四物以养血，佐川椒温督脉以扶阳。全方既养先天肾气以生髓，又补后天脾气以化血，并佐以调和血脉之品，使精充血足，冲任得养，胎孕乃成。

2. 肾阳虚证

主要证候：婚久不孕，月经后期，量少色淡，甚则闭经，平时白带量多，腰痛如折，腹冷肢寒，性欲淡漠，小便频数或失禁，面色晦暗，舌淡，苔白滑，脉沉细而迟或沉迟无力。

治疗法则：温肾助阳，化湿固精。

方药举例：温胞饮（《傅青主女科》）。

白术、巴戟天各30克，补骨脂、人参各6克，菟丝子、肉桂、杜仲、山药、芡实各9克，附子0.9克。

水煎服。

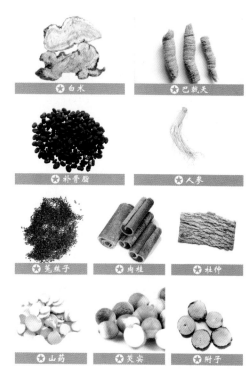

★白术　★巴戟天
★补骨脂　★人参
★菟丝子　★肉桂　★杜仲
★山药　★芡实　★附子

方中巴戟天、补骨脂、菟丝子补肾助阳而益精气；杜仲补肾而止腰痛；肉桂、附子温肾助阳以化阴；人参、白术健脾益气而除湿；山药、芡实补肾涩精而止带。全方共奏温肾助阳、填精助孕之效。

3. 肾阴虚证

主要证候：婚久不孕，月经错后，量少色淡，头晕耳鸣，腰酸腿软，眼花心悸，皮肤不润，面色萎黄，舌淡，苔少，脉沉细。

治疗法则：滋肾养血，调补冲任。

方药举例：养精种玉汤（《傅青主女科》）。

熟地黄 30 克，当归、白芍、山茱萸各 15 克。

水煎服。

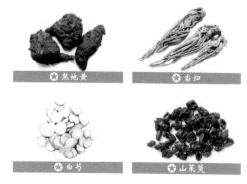

★熟地黄　★当归
★白芍　★山茱萸

方中熟地黄、山茱萸滋肾而益精血，当归、白芍养血调经。全方共奏滋肾养血调经之效，精血充足，冲任得滋，自能受孕。

肝气郁结型

主要证候：多年不孕，月经周期先后不定，量或多或少，经前乳房胀痛，胸胁不舒，小腹胀痛，精神抑郁，或烦躁易怒，舌红，苔薄，脉弦。

治疗法则：疏肝解郁，理血调经。

方药举例：开郁种玉汤（《傅青主女科》）。

白芍 30 克，当归、白术、茯苓、牡丹皮、香附各 9 克，天花粉 6 克。

水煎服。

方中当归、白芍养血柔肝；香附

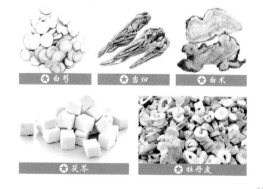

★白芍　★当归　★白术
★茯苓　★牡丹皮

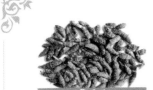

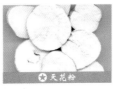

★香附　★天花粉

理气行滞，以解肝郁；牡丹皮凉血活血；白术、茯苓健脾胃以资化源；天花粉生津益血。全方共奏疏肝理脾、养血调经之效。

痰湿内阻型

主要证候：婚久不孕，形体肥胖，经行延后，甚或闭经，带下量多，色白质黏无臭，头晕心悸，胸闷泛恶，面色㿠白，苔白腻，脉滑。

治疗法则：燥湿化痰，理气调经。

方药举例：启宫丸（《经验方》）。

制半夏、川芎、苍术、香附各30克，茯苓、神曲各15克，陈皮3克。

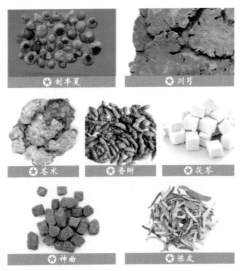

★制半夏　★川芎

★苍术　★香附　★茯苓

★神曲　★陈皮

上药研末，以粥为丸。每次用白开水冲服10克。

方中苍术、茯苓、神曲健脾祛湿

消积；制半夏、陈皮燥湿化痰理气；香附、川芎理气行滞调经。

瘀滞胞宫型

主要证候：多年不孕，月经后期，量少或多，色紫黑，有血块，经行不畅，甚或漏下不止，少腹疼痛拒按，经前痛剧，舌紫暗，或舌边有瘀点，脉弦涩。

治疗法则：活血化瘀，温经通络。

方药举例：少腹逐瘀汤（《医林改错》）。

小茴香1.5克，干姜、肉桂、延胡索各3克，没药、川芎、赤芍、五灵脂各6克，当归、蒲黄各9克。

水煎服。

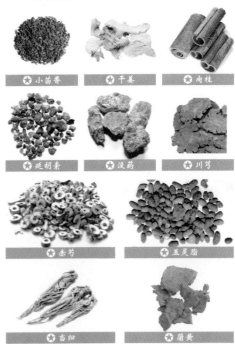

★小茴香　★干姜　★肉桂

★延胡索　★没药　★川芎

★赤芍　★五灵脂

★当归　★蒲黄

方中小茴香、干姜、肉桂温经散寒；当归、川芎、赤芍养血活血行瘀；没药、蒲黄、五灵脂、延胡索活血化瘀止痛。

按摩疗法

点按关元穴

【定位】位于脐中下 3 寸,腹中线上。

【按摩】用拇指指腹轻轻点按关元穴约 2 分钟,以局部有酸胀感为宜。

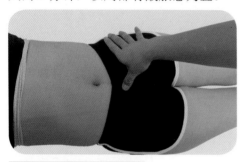

按揉归来、子宫穴

【定位】位于下腹部,做肚脐和耻骨联合连线,耻骨联合上 1/5 旁开两横指指宽处为归来穴,旁开四指宽处为子宫穴。

【按摩】用两手食指、中指按顺时针方向按揉归来、子宫穴约 2 分钟,然后按逆时针方向按揉约 2 分钟。

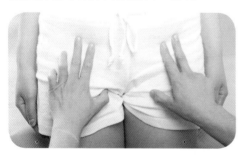

按揉肾俞穴

【定位】位于腰部,当第 2 腰椎棘突下,旁开 1.5 寸。

【按摩】用拇指指腹按揉肾俞穴约 2 分钟,以局部有酸胀感为宜。

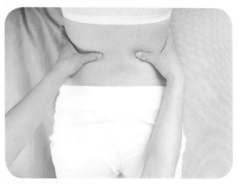

按揉命门穴

【定位】位于腰部,当后正中线上,第 2 腰椎棘突下凹陷处。

【按摩】用拇指按顺时针方向按揉命门穴约 2 分钟,然后按逆时针方向按揉约 2 分钟。

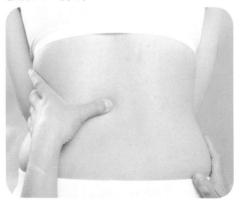

专家指点

肾虚型加次髎、志室;肝气郁结型加太冲、期门;痰湿内阻型加阴陵泉、丰隆;瘀滞胞宫型加血海、膈俞。

艾灸疗法

灸关元穴

【定位】位于脐中下 3 寸，腹中线上。

【艾灸】艾条温和灸，每日灸 1 次，每次灸 15 分钟左右，灸至皮肤产生红晕为止。

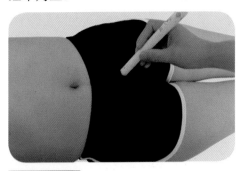

灸肾俞穴

【定位】位于腰部，当第 2 腰椎棘突下，旁开 1.5 寸。

【艾灸】艾条温和灸，每日灸 1 次，每次灸 10 ～ 15 分钟，灸至皮肤产生红晕为止。

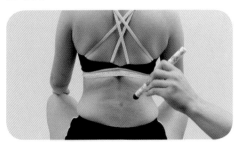

灸太溪穴

【定位】位于足踝区，内踝尖与跟腱之间凹陷处。

【艾灸】艾条温和灸，每日灸 1 次，每次灸 10 ～ 15 分钟，灸至皮肤产生红晕为止。

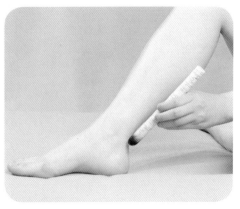

灸三阴交穴

【定位】位于小腿内侧，当足内踝尖上 3 寸，胫骨内侧缘后方。

【艾灸】艾条温和灸，每日灸 1 次，每次灸 20 分钟左右，灸至皮肤产生红晕为止。

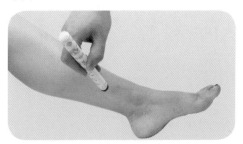

专家指点

肾虚型加复溜；肝气郁结型加期门、太冲；痰湿内阻型加丰隆、中脘；瘀滞胞宫型加子宫、归来。

八、产后腹痛

产妇分娩后，小腹疼痛者，称为"产后腹痛"，又称"儿枕痛"。本病的发生，主要是气血运行不畅，迟滞而痛。导致不畅的原因有血虚和血瘀两种。

辨证论治

气血两虚型

主要证候：产后小腹隐隐作痛，喜揉喜按，恶露量少，色淡，头晕眼花，心悸怔忡，大便秘结，舌淡红，苔薄白，脉细弱。

治疗法则：益气养血，疗虚补脏。

方药举例：黄雌鸡汤（《妇人良方》）。

当归、白术、熟地黄、黄芪、桂心各15克，小黄雌鸡1只。

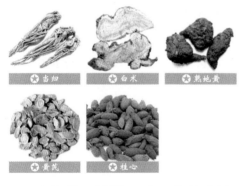
★当归　★白术　★熟地黄
★黄芪　★桂心

上为散。每服12克，先熬鸡汤，以鸡汤煎药。

方中白术、黄芪益气健脾；当归、熟地黄补益阴血；桂心温经通络；小黄雌鸡疗虚养脏。诸药合用，共奏益气养血、疗虚补脏之功。

瘀血阻滞型

主要证候：产后小腹疼痛拒按，得热痛减，恶血量少，色紫暗，夹有血块，块下痛减，形寒肢冷，面色青白，舌淡暗，脉沉紧或沉弦。

治疗法则：活血祛瘀，温经止痛。

方药举例：生化汤（《傅青主女科》）。

当归24克，川芎9克，桃仁6克，炮姜、炙甘草各2克。

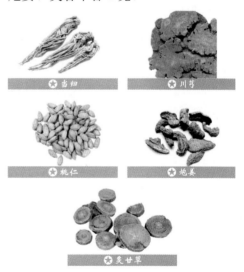
★当归　★川芎
★桃仁　★炮姜
★炙甘草

水煎服。

方中当归、川芎补血活血；桃仁化瘀止痛；炙甘草补气缓急止痛；炮姜温经止痛。全方寓攻于补之中，化瘀血，生新血，血行流畅，通则痛止。

热结阻痹型

主要证候：产后小腹疼痛拒按，或灼热疼痛，恶露初则量多，继则量少，色紫暗或如败脓，其气秽臭，高热不退，口渴欲饮，大便秘结，小便短赤，舌红绛，苔黄而燥，或起芒刺，脉弦数。

治疗法则：泻热逐瘀，活血止痛。

方药举例：大黄牡丹汤（《金匮要略》）。

大黄、芒硝各6克，牡丹皮、桃仁各9克，冬瓜仁3克。

方中大黄、芒硝荡涤瘀结，通腑泄热；桃仁、牡丹皮凉血祛瘀，与大黄同用逐瘀力更强；冬瓜仁清热消痈排脓。本方有急下存阴、逐瘀止痛之效。

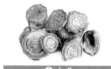

★大黄

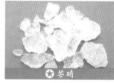

★芒硝

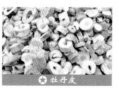

★牡丹皮

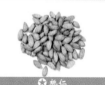

★桃仁

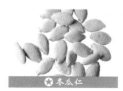

★冬瓜仁

按摩疗法

按揉命门穴

【定位】位于腰部，当后正中线上，第2腰椎棘突下凹陷处。

【按摩】用拇指按顺时针方向按揉命门穴约2分钟，然后按逆时针方向按揉约2分钟。

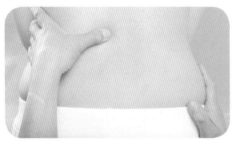

按揉气海穴

【定位】位于下腹部，前正中线上，当脐中下1.5寸。

【按摩】用拇指指腹按压气海穴约30秒，然后按顺时针方向按揉约2分钟，以局部出现酸、麻、胀感觉为佳。

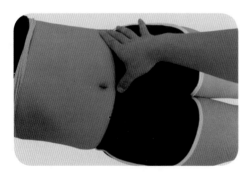

点按关元穴

【定位】位于脐中下3寸，腹中线上。

【按摩】用拇指指腹轻轻点按关元穴约2分钟，以局部有酸、麻、胀感并持续向腹部渗透为有效。

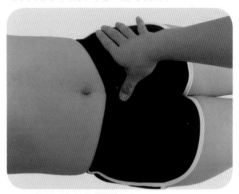

按揉三阴交穴

【定位】位于小腿内侧，当足内踝尖上3寸，胫骨内侧缘后方。

【按摩】用拇指按顺时针方向按揉三阴交穴约2分钟，然后按逆时针方向按揉约2分钟。

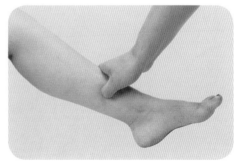

专家指点

气血两虚型加血海、足三里；瘀血阻滞型加中极、章门、膈俞；热结阻痹型加八髎。

艾灸疗法

灸气海穴

【定位】位于下腹部，前正中线上，当脐下 1.5 寸。

【艾灸】艾条温和灸，每日灸 1 次，每次灸 10 ～ 15 分钟，灸至皮肤产生红晕为止。

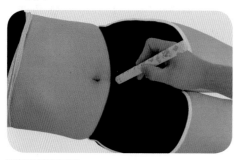

灸关元穴

【定位】位于脐中下 3 寸，腹中线上。

【艾灸】艾条温和灸，每日灸 1 次，每次灸 10 ～ 15 分钟，灸至皮肤产生红晕为止。

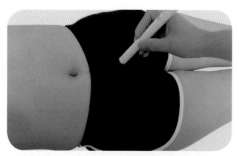

灸足三里穴

【定位】位于小腿前外侧，当犊鼻下 3 寸，距胫骨前缘 1 横指（中指）。

【艾灸】艾条温和灸，每日灸 1 次，每次灸 10 ～ 15 分钟，灸至皮肤产生红晕为止。

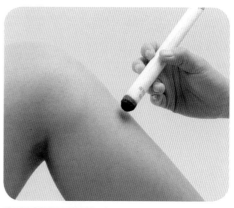

灸三阴交穴

【定位】位于小腿内侧，当足内踝尖上 3 寸，胫骨内侧缘后方。

【艾灸】艾条温和灸，每日灸 1 次，每次灸 15 分钟左右，灸至皮肤产生红晕为止。

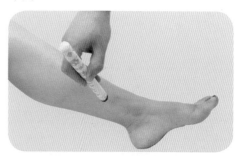

专家指点

气血两虚型加膈俞、血海；瘀血阻滞型加命门、地机；热结阻痹型加八髎。

九、产后缺乳

哺乳期间，产妇乳汁甚少或全无，称为"缺乳"，亦称"乳汁不行"或"乳汁不足"。发病机理一为化源不足，二为瘀滞不行。常见分型有气血虚弱、肝气郁滞。

辨证论治

气血虚弱型

主要证候：产后乳少，甚或全无，乳汁清稀，乳房柔软，无胀满感，神倦食少，面色无华，舌淡，苔少，脉细弱。

治疗法则：益气养血，填补冲任。

方药举例：通乳丹（《傅青主女科》）加减。

人参、生黄芪各30克，当归60克，麦冬15克，桔梗1克，猪蹄2只，通草、紫河车、菟丝子各2克。

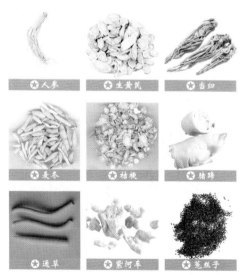

☀人参　☀生黄芪　☀当归
☀麦冬　☀桔梗　☀猪蹄
☀通草　☀紫河车　☀菟丝子

先熬猪蹄，以汤煎药。

本方为通乳丹去木通，加通草、紫河车、菟丝子。

方中紫河车、菟丝子填补冲任；人参、生黄芪补气；当归养血；麦冬增液；桔梗、通草利气宣络；猪蹄补血生乳。诸药合用，共奏益气养血、填补冲任之功。

肝气郁滞型

主要证候：产后乳汁涩少、浓稠，或乳汁不下，乳房胀硬疼痛，情志抑郁，胸胁胀闷，食欲不振，或身有微热，舌质正常，苔薄黄，脉弦细或弦数。

治疗法则：疏肝解郁，养血通络。

方药举例：下乳天浆散（《外科正宗》）加柴胡、青皮。

川芎、当归、白芍、熟地黄、茯苓、天花粉、甘草、王不留行、麦冬、漏芦、穿山甲、通草、柴胡、青皮各3克，猪前蹄1只。

先用猪蹄熬汤，以汤煎药。

方中柴胡、青皮疏肝解郁；川芎、当归、白芍养血行血；熟地黄滋阴补血；猪前蹄补血生乳；天花粉、麦冬滋养阴液；通草、漏芦、穿山甲、王不留行通络下乳；茯苓、甘草健脾和中。

按摩疗法

按揉中府穴

【定位】位于胸部，横平第 1 肋间隙，锁骨下窝外侧，前正中线旁开 6 寸。

【按摩】用拇指指腹顺时针按揉本穴，再逆时针按揉本穴各 1～3 分钟，以穴位有酸胀感为宜。

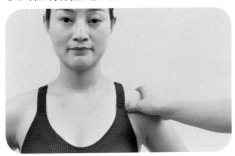

按揉气海穴

【定位】位于下腹部，前正中线上，当脐中下 1.5 寸。

【按摩】用拇指指腹按压气海穴约 30 秒，然后按顺时针方向按揉约 2 分钟，以局部出现酸、麻、胀感觉为佳。

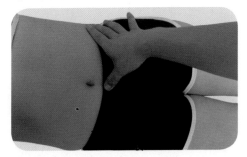

按揉关元俞穴

【定位】位于脊柱区，第 5 腰椎棘突下，后正中线旁开 1.5 寸。

【按摩】用食指中指并拢稍用力按揉关元俞穴 100～200 次，以穴位有酸胀感为宜。

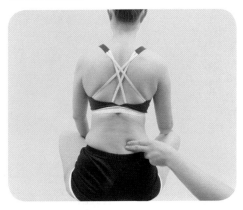

按揉胃俞穴

【定位】位于脊柱区，第 12 胸椎棘突下，后正中线旁开 1.5 寸。

【按摩】用拇指指腹稍用力按揉胃俞穴 100～200 次，以穴位有酸胀感为宜。

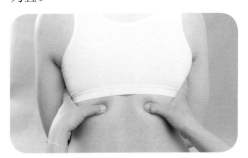

专家指点

气血亏虚型加足三里、血海；肝郁气滞型加期门、章门。

艾灸疗法

灸膻中穴

【定位】位于胸部，前正中线上，两乳头连线的中点。

【艾灸】艾条温和灸，每日灸1次，每次灸15分钟左右，灸至皮肤产生红晕为止。

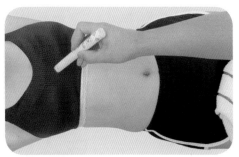

灸乳根穴

【定位】位于乳头的正下方，乳房的根部。

【艾灸】艾条温和灸，每日灸1次，每次灸15分钟左右，灸至皮肤产生红晕为止。

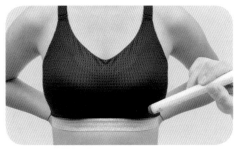

灸关元穴

【定位】位于脐中下3寸，腹中线上。

【艾灸】艾条温和灸，每日灸1次，每次灸10～15分钟，灸至皮肤产生红晕为止。

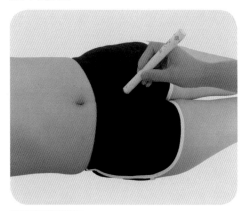

灸期门穴

【定位】位于胸部，当乳头直下，第6肋间隙，前正中线旁开4寸。

【艾灸】艾条温和灸，每日灸1次，每次灸10～15分钟，灸至皮肤产生红晕为止。

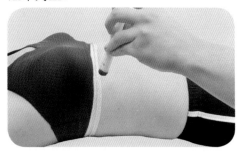

专家指点

气血亏虚型加足三里、血海；肝郁气滞型加悬钟。

十、慢性盆腔炎

慢性盆腔炎是妇科常见病，多由于急性盆腔炎治疗不当迁延所致，也有部分患者急性期不明显，一开始发病即为慢性。它主要表现为下腹部不适，有坠胀和疼痛感觉，下腰部酸痛，月经和白带量增多，可伴有疲乏、全身不适、失眠等症。在劳累、性交后，排便时及月经前后症状加重。中医认为盆腔炎系风、寒、湿之邪侵袭，或饮食、七情之变，致脾肾功能失调，气机阻滞，瘀血、痰饮、湿浊之邪积聚胞宫而发病。

辨证论治

湿热瘀结型

主要证候：月经延长或淋漓不止、痛经，有血块，色暗，白带量多、黄稠、有异味，下腹胀痛，动则尤甚，腰骶酸痛，低热，舌红，苔黄腻，脉弦滑。

治疗法则：清热除湿，化瘀止痛。

方药举例：清热调血汤（《古今医鉴》）加减。

当归、川芎、白芍、生地黄、黄连、香附、桃仁、红花、延胡索、牡丹皮、蓬莪术。

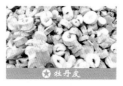
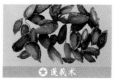

★牡丹皮　★蓬莪术

气滞血瘀型

主要证候：下腹胀痛，伴腰骶酸痛，月经量少，色暗，有血块，经行伴乳房胀痛，喜叹息，舌质暗，有瘀点，脉弦涩。

治疗法则：活血化瘀，行气止痛。

方药举例：牡丹散（《妇人良方大全》）。

牡丹皮、桂心、当归、延胡索各30克，莪术、牛膝、赤芍各60克，荆三棱45克。

上为粗末，每服9克，水煎服。

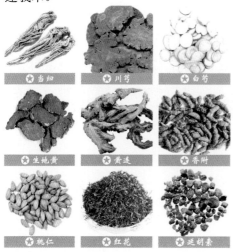

★当归　★川芎　★白芍
★生地黄　★黄连　★香附
★桃仁　★红花　★延胡索

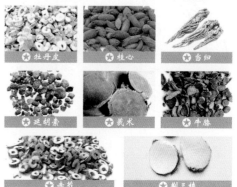

★牡丹皮　★桂心　★当归
★延胡索　★莪术　★牛膝
★赤芍　★荆三棱

按摩疗法

按揉气海穴

【定位】位于下腹部，前正中线上，当脐中下 1.5 寸。

【按摩】用拇指指腹按压气海穴约 30 秒，然后按顺时针方向按揉约 2 分钟，以局部出现酸、麻、胀感觉为佳。

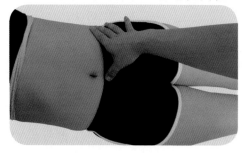

点按关元穴

【定位】位于脐中下 3 寸，腹中线上。

【按摩】用拇指指腹轻轻点按关元穴约 2 分钟，以局部有酸、麻、胀感并持续向腹部渗透为有效。

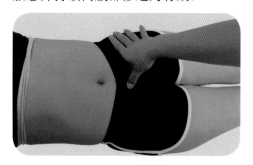

按揉阴陵泉穴

【定位】位于小腿内侧，当胫骨内侧髁后下方凹陷处。

【按摩】用拇指指腹按揉阴陵泉穴 100 ～ 200 次，力度由轻至重再至轻，手法连贯。

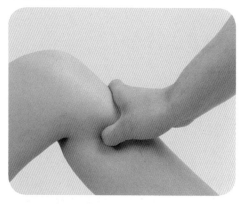

点揉子宫穴

【定位】位于下腹部，脐中下 4 寸，前正中线旁开 3 寸。

【按摩】用拇指按压住两旁子宫穴，稍加压力，缓缓点揉，以酸胀为度，操作 5 分钟，以腹腔内有热感为最佳。

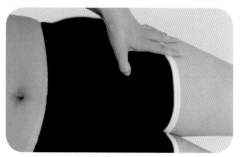

专家指点

　　湿热瘀结型加带脉、八髎；气滞血瘀型加血海、三阴交；寒湿凝滞型加中极、膈俞、命门。

拔罐疗法

拔罐肾俞穴

【定位】位于腰部，当第 2 腰椎棘突下，旁开 1.5 寸。

【拔罐】将罐吸拔在肾俞穴上，留罐 15 分钟，以局部皮肤泛红，充血为度。

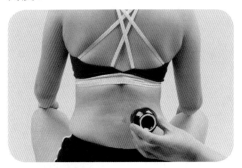

拔罐关元穴

【定位】位于脐中下 3 寸，腹中线上。

【拔罐】将罐吸拔在关元穴上，留罐 15 分钟，以局部皮肤泛红，充血为度。

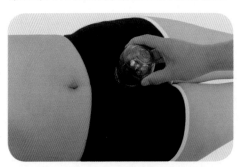

拔罐三阴交穴

【定位】位于小腿内侧，当足内踝尖上 3 寸，胫骨内侧缘后方。

【拔罐】将罐吸拔在三阴交穴上，留罐 10 分钟，以局部皮肤泛红，充血为度。

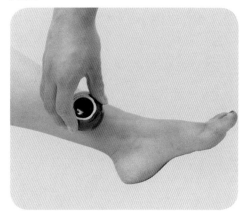

拔罐气海穴

【定位】位于下腹部，前正中线上，当脐中下 1.5 寸。

【拔罐】将罐吸拔在气海穴上，留罐 15 分钟，以局部皮肤泛红，充血为度。

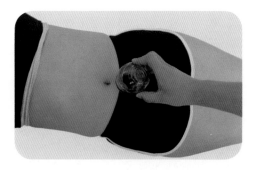

专家指点

月经多者加血海；痛经者加地机；白带多者加阴陵泉；发热恶寒，低热者加大椎、曲池。

十一、子宫脱垂

子宫从正常位置向下移位，甚至完全脱出于阴道口外，称为"子宫脱垂"，又称为"阴脱""阴挺""子宫脱出"等。本病多因劳力太过，或气虚下陷，肾气不固，或湿热下注，使胞络受损，不能提摄而致。

辨证论治

中气下陷型

主要证候：子宫下移，或脱出阴道口外，劳则加剧，小腹下坠，神倦乏力，少气懒言，小便频数，或带下量多，色白质稀，面色少华，舌淡，苔薄，脉缓弱。

治疗法则：补气升提。

方药举例：补中益气汤（《脾胃论》）加味。

黄芪18克，甘草9克，人参、当归、橘皮、升麻、柴胡、白术、枳壳、续断、杜仲、桑寄生各6克。

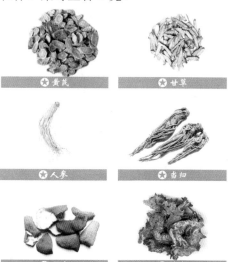

★黄芪 ★甘草

★人参 ★当归

★橘皮 ★升麻

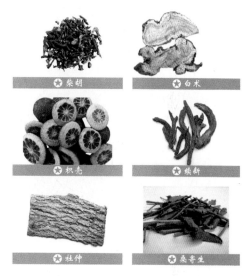

★柴胡 ★白术

★枳壳 ★续断

★杜仲 ★桑寄生

水煎服。

本方为补中益气汤加枳壳、续断、杜仲、桑寄生。方中黄芪、人参、白术、甘草补中益气；升麻、柴胡升提举陷；当归补血；枳壳、橘皮疏理气机；续断、杜仲、桑寄生补固肾气。本方黄芪与升麻当重用，取效才佳。

肾气不固型

主要证候：子宫脱垂，小腹下坠，小便频数，腰膝酸软，头晕耳鸣。舌淡红，脉沉弱。

治疗法则：补益肾气，养血固脱。

方药举例：固阴煎（《景岳全书》）加减。

人参 3 克,熟地黄 15 克,山药 6 克,山茱萸 4.5 克,炙甘草、五味子、菟丝子、杜仲、枸杞子、鹿角胶、紫河车、金樱子各 9 克。

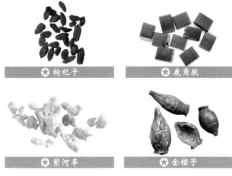

☆枸杞子　　　☆鹿角胶

☆紫河车　　　☆金樱子

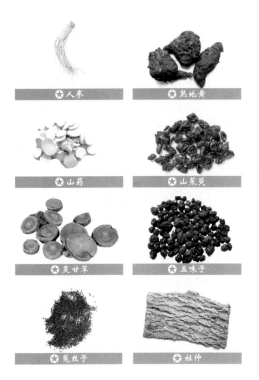

☆人参　　　☆熟地黄

☆山药　　　☆山茱萸

☆炙甘草　　　☆五味子

☆菟丝子　　　☆杜仲

水煎服。

本方为固阴煎去远志,加杜仲、枸杞子、鹿角胶、紫河车、金樱子。方中山药、山茱萸、菟丝子、杜仲、枸杞子补益肝肾;鹿角胶、紫河车温肾填精;人参、炙甘草补中益气;熟地黄滋阴养血;五味子、金樱子收敛固脱。

艾灸疗法

灸子宫穴

【定位】位于下腹部，脐中下 4 寸，前正中线旁开 3 寸。

【艾灸】艾条温和灸，每日灸 1 次，每次灸 10 分钟左右，灸至皮肤产生红晕为止。

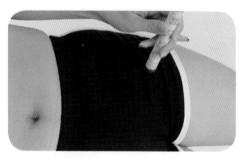

灸气海穴

【定位】位于下腹部，前正中线上，当脐中下 1.5 寸。

【艾灸】艾条温和灸，每日灸 1 次，每次灸 10 ～ 15 分钟，灸至皮肤产生红晕为止。

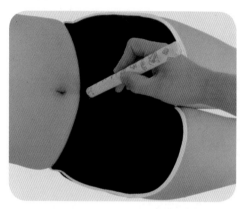

灸三阴交穴

【定位】位于小腿内侧，当足内踝尖上 3 寸，胫骨内侧缘后方。

【艾灸】艾条温和灸，每日灸 1 次，每次灸 15 分钟左右，灸至皮肤产生红晕为止。

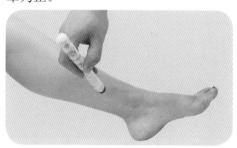

灸关元穴

【定位】该穴位于脐中下 3 寸，腹中线上。

【艾灸】艾条温和灸，每日灸 1 次，每次灸 10 ～ 15 分钟，灸至皮肤产生红晕为止。

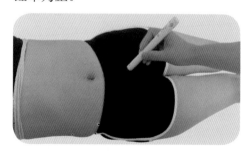

专家指点

中气下陷型加足三里、百会、中脘、带脉；肾气不固型加肾俞、长强、神阙。

拔罐疗法

拔罐气海穴

【定位】位于下腹部，前正中线上，当脐中下 1.5 寸。

【拔罐】将罐吸拔在气海穴上，留罐 10 分钟，每日 1 次，10 次为 1 疗程。

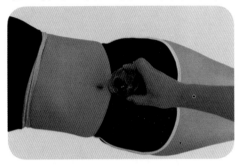

拔罐关元穴

【定位】位于脐中下 3 寸，腹中线上。

【拔罐】灸罐法。先用艾条点燃温灸 15 分钟，之后吸拔火罐，留罐 10 分钟，每日 1 次，10 次为 1 疗程。

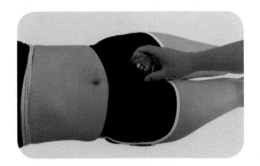

拔罐气海俞穴

【定位】位于腰部，当第 3 腰椎棘突下，旁开 1.5 寸。

【拔罐】灸罐法。先用艾条点燃温灸 15 分钟，之后吸拔火罐，留罐 10 分钟，每日 1 次，10 次为 1 疗程。

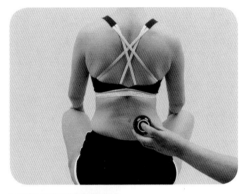

拔罐足三里穴

【定位】位于小腿前外侧，当犊鼻下 3 寸，距胫骨前缘 1 横指（中指）。

【拔罐】灸罐法。先用艾条点燃温灸 15 分钟，之后吸拔火罐，留罐 10 分钟，每日 1 次，10 次为 1 疗程。

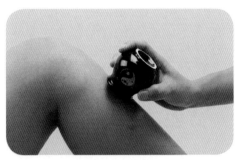

专家指点

中气下陷型加脾俞、子宫、三阴交；肾气不固型加肾俞、命门。

十二、乳腺增生

乳腺增生是女性最常见的乳房疾病，多发于 30 ～ 50 岁女性，发病高峰为 35 ～ 40 岁。近些年来该病发病率呈逐年上升的趋势，发病年龄也越来越低龄化。主要症状以乳房疼痛及乳房肿块为主，且多与月经不调、情志变化、劳累过度等因素有关，或伴乳头痛、乳头溢液等。中医认为乳腺小叶增生系肝气郁结所致，与情绪异常等因素有关。

辨证论治

肝郁痰凝型

主要证候：乳房胀痛或刺痛，乳房肿块随喜怒消长；伴胸闷胁胀，善郁易怒，失眠多梦；舌质淡红，苔薄白，脉弦和细涩。

治疗法则：疏肝解郁，化痰散结。

方药举例：逍遥蒌贝散（《中医外科学》）。

柴胡、当归、白芍、白术、茯苓、甘草、瓜蒌、贝母、天南星、半夏、山慈菇各 10 克，牡蛎 15 克。

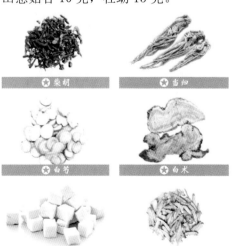

⭐柴胡　　⭐当归

⭐白芍　　⭐白术

⭐茯苓　　⭐甘草

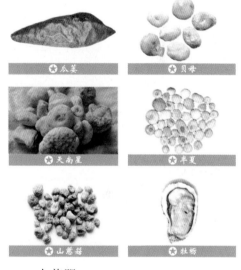

⭐瓜蒌　　⭐贝母

⭐天南星　⭐半夏

⭐山慈菇　⭐牡蛎

水煎服。

方中柴胡疏肝解郁，疏散肝郁之气；当归、白芍养血柔肝，肝得条达，气顺则痰消；白术、茯苓健脾祛湿，促使运化则杜绝生痰之源；瓜蒌、贝母、半夏、天南星散结化痰；牡蛎、山慈菇软坚散结；甘草解毒，并调和诸药。诸药共奏疏肝理气、化痰散结之功。

冲任失调型

主要证候：乳房肿块或胀痛，经前加重，经后缓减；伴腰酸乏力，神疲倦怠，头晕，月经先后失调，量少色淡，甚或闭经；舌淡，苔白，脉沉细。

治疗法则：调摄冲任。

方药举例：当归玄参汤（《治验百病良方》）。

当归、鸡血藤各12克，玄参15克，白芍、白术、茯苓、柴胡、王不留行、香附、丹参、麦冬、路路通各10克，甘草6克。

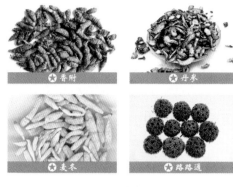

★香附　　★丹参

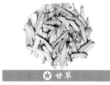

★麦冬　　★路路通

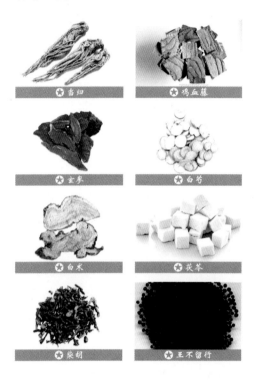

★当归　　★鸡血藤

★玄参　　★白芍

★白术　　★茯苓

★柴胡　　★王不留行

★甘草

水煎服。

方中当归、鸡血藤、白芍、丹参养血活血；王不留行、路路通活血通络散结；白术、茯苓渗湿健脾；柴胡、香附疏肝理气；玄参、麦冬滋阴降火；甘草解毒，并调和诸药。诸药合用，共奏活血滋阴、疏肝健脾、通结散结之功。

按摩疗法

指推膻中穴

【定位】位于胸部，前正中线上，两乳头连线的中点。

【按摩】用中指自下而上推膻中穴约2分钟，以局部出现酸、麻、胀感觉为佳。

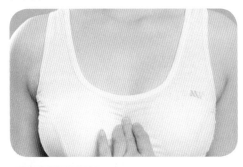

按揉屋翳穴

【定位】位于胸部，当第2肋间隙，距前正中线旁开4寸。

【按摩】用拇指指腹沿顺时针方向按揉屋翳穴约2分钟，然后沿逆时针方向按揉约2分钟，以局部出现酸、麻、胀感觉为佳。

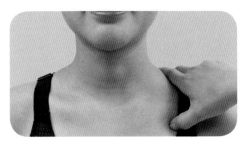

点揉乳根穴

【定位】位于乳头的正下方，乳房的根部。

【按摩】将拇指、食指分开，用虎口处轻轻上托乳房，食指或中指稍用力下压，缓慢点揉位于肋间隙内的乳根穴5～10分钟，动作宜轻柔缓和，逐渐用力，使穴位出现酸胀感为佳。

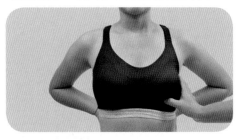

点揉乳四穴

【定位】位于以乳头为中心的垂直线、水平线上，分别在距乳头3横指宽处，上、下、左、右各有1穴。

【按摩】用双手拇指沿顺时针方向点揉乳四穴，每穴约1分钟，然后沿逆时针方向点揉约1分钟，以局部有酸胀感为佳。

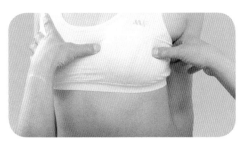

专家指点

肝郁痰凝型加阳陵泉、行间、丰隆；冲任失调型加气海、期门。

艾灸疗法

灸阳陵泉穴

【定位】位于小腿外侧，当腓骨头前下方凹陷处。

【艾灸】艾条温和灸，每日灸1次，每次灸15分钟左右，灸至皮肤产生红晕为止。

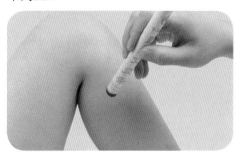

灸膺窗穴

【定位】位于胸部，当第3肋间隙，距前正中线4寸。

【艾灸】艾条温和灸，每日灸1次，每次灸15分钟左右，灸至皮肤产生红晕为止。

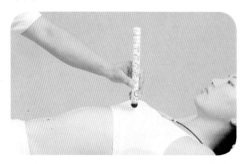

灸膻中穴

【定位】位于胸部，前正中线上，两乳头连线的中点。

【艾灸】艾条温和灸，每日灸1次，每次灸15分钟左右，灸至皮肤产生红晕为止。

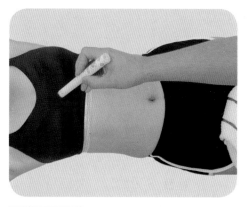

灸乳根穴

【定位】位于乳头的正下方，乳房的根部。

【艾灸】艾条温和灸，每日灸1次，每次灸15分钟左右，灸至皮肤产生红晕为止。

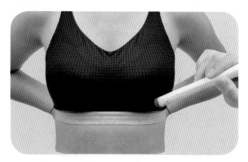

专家指点

肝郁痰凝型加太冲、膈俞、丰隆；冲任失调型加气海、足三里。

十三、乳腺炎

急性乳腺炎，中医称为乳痈，是乳房最常见的急性化脓性疾病。其特征是乳房结块，红肿热痛，溃后脓出稠厚，伴恶寒发热等全身症状。好发于产后1个月以内的哺乳妇女，尤以初产妇为多见。因为这种类型的女性缺乏哺乳经验，且乳腺管欠通畅，所以较易患急性乳腺炎。中医治疗急性乳腺炎以清热解毒、消肿散结、疏肝理气、活血化瘀等为治疗原则。

辨证论治

气滞热蕴型

主要证候：乳房肿胀疼痛，肿块或有或无，皮色不变或微红，乳汁排泄不畅；伴恶寒发热，头痛骨楚，口渴，便秘；舌淡红或红，苔薄黄，脉浮数或弦数。

治疗法则：疏肝清胃，通乳消肿。

方药举例：瓜蒌牛蒡汤（《医宗金鉴》）。

瓜蒌仁、牛蒡子（炒、研）、天花粉、黄芩、栀子、连翘、皂角刺、金银花、生甘草、陈皮各3克，青皮、柴胡各1克。

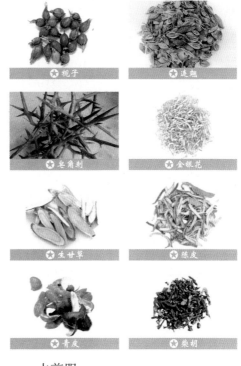

✿栀子　✿连翘

✿皂角刺　✿金银花

✿生甘草　✿陈皮

✿青皮　✿柴胡

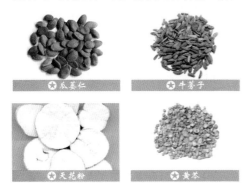

✿瓜蒌仁　✿牛蒡子

✿天花粉　✿黄芩

水煎服。

方中金银花、连翘、栀子、黄芩、牛蒡子清热解毒；配以瓜蒌仁、天花粉、皂角刺消肿排脓；柴胡、青皮、陈皮疏肝理气；甘草解毒，并调和诸药。综观全方，清热消痈与疏肝理气药并用，共奏清热疏肝、通乳散结之功。

热毒炽盛型

主要证候：肿块逐渐增大，皮肤焮红，灼热，疼痛如鸡啄，肿块中央渐软，有应指感；可伴壮热，口渴饮冷，面红目赤，烦躁不宁，大便秘结，小便短赤；舌红，苔黄干，脉数或滑数。

治疗法则：清热解毒，托毒透脓。

方药举例：清热通乳汤（《治验百病良方》）。

金银花、蒲公英、木通、通草、桔梗、白芷、生甘草各30克，连翘15克，王不留行12克，漏芦、路路通各9克。

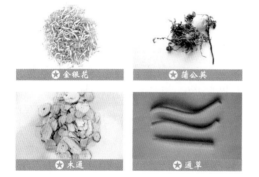

★金银花　　★蒲公英

★木通　　★通草

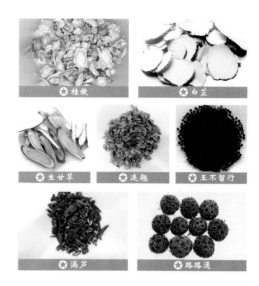

★桔梗　　★白芷

★生甘草　★连翘　★王不留行

★漏芦　　★路路通

水煎服。每日1剂，日服2次。

方中金银花、蒲公英、连翘清热解毒；木通、通草利水消胀；白芷散风消肿；王不留行、漏芦、路路通通乳散结；桔梗、甘草清热利咽，且甘草还有调和诸药之功。诸药合用，共奏清热解毒、消胀散结之功。

按摩疗法

指推膻中穴

【定位】位于胸部，前正中线上，两乳头连线的中点。

【按摩】用中指自下而上推膻中穴约2分钟，以局部出现酸、麻、胀感觉为佳。

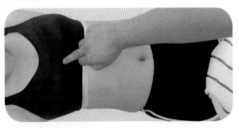

按揉大椎穴

【定位】位于颈部下端，背部正中线上，第7颈椎棘突下凹陷中。

【按摩】用大拇指沿顺时针方向按揉大椎穴约2分钟，然后沿逆时针方向按揉约2分钟，以局部出现酸、麻、胀感觉为佳。

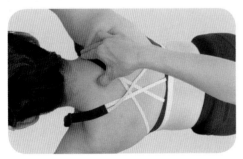

按揉肩井穴

【定位】位于大椎穴与肩峰连线的中点，肩部最高处。

【按摩】用双手拇指或中指按压肩井穴大约1分钟，然后按揉约2分钟，以局部出现酸、麻、胀感觉为佳。

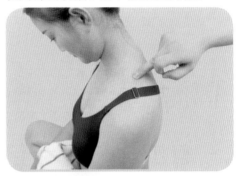

按揉天宗穴

【定位】位于肩胛部，当冈下窝中央凹陷处，与第4胸椎相平。

【按摩】用两手拇指指腹沿顺时针方向按揉天宗穴约1分钟，然后沿逆时针方向按揉约1分钟，以局部出现酸、麻、胀感觉为佳。

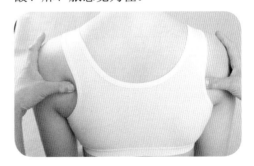

专家指点

气滞热蕴型加期门、鱼际、合谷；热毒炽盛型加外关、曲池、足临泣。

艾灸疗法

灸肩井穴

【定位】位于大椎穴与肩峰连线的中点，肩部最高处。

【艾灸】艾条温和灸，每日灸 1 次，每次灸 15 分钟左右，灸至皮肤产生红晕为止。

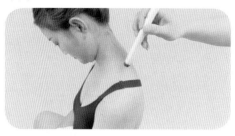

灸乳根穴

【定位】位于乳头的正下方，乳房的根部。

【艾灸】艾条温和灸，每日灸 1 次，每次灸 15 分钟左右，灸至皮肤产生红晕为止。

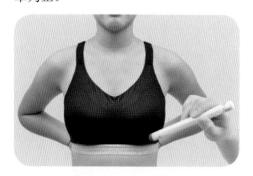

灸曲池穴

【定位】位于肘横纹外侧端，屈肘时当尺泽与肱骨外上髁连线的中点。

【艾灸】艾条温和灸，每日灸 1 次，每次灸 15 分钟左右，灸至皮肤产生红晕为止。

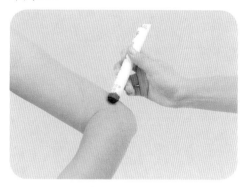

灸足三里穴

【定位】位于小腿前外侧，当犊鼻下 3 寸，距胫骨前缘 1 横指（中指）。

【艾灸】艾条温和灸，每日灸 1 次，每次灸 10 ～ 15 分钟，灸至皮肤产生红晕为止。

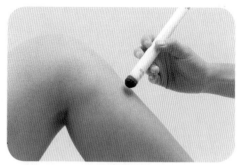

专家指点

气滞热蕴型加合谷、外关；热毒炽盛型加太冲、足临泣。

十四、围绝经期综合征

女性到了 46 ~ 52 岁，月经会因正常生理原因而自然断绝。部分妇女在绝经前后，会出现一系列与绝经相关的症状，如烦躁易怒、精神抑郁、眩晕耳鸣、心悸失眠、烘热汗出、阵性潮热；或食少便溏、倦怠乏力；或月经紊乱、情志不宁；等等，称为"围绝经期诸证"。中医认为，绝经前后，肾气渐衰，冲任虚少，天癸将竭，阴阳为之失衡，脏腑气血为之失调，若素体单薄或居处失宜，一时不能适应如此骤变，故此发而为病。

辨证论治

肝肾阴虚型

主要证候：面部阵性潮红，汗多，月经紊乱，前后不定，经量较少，其色鲜红，心烦失眠，烦躁易怒。

治疗法则：滋肾养肝，清热潜阳。

方药举例：左归丸（《景岳全书》）加减。

熟地黄 24 克，山药、枸杞子、山茱萸、菟丝子、龟胶、鳖甲、黄柏、知母各 12 克。

炼蜜为丸，如梧桐子大。每食前用开水送下百余丸（9 克）。

本方为左归丸去牛膝、鹿胶，加鳖甲、黄柏、知母。

方中熟地黄、枸杞子、菟丝子、山茱萸、山药滋养肝肾之阴精；龟胶、鳖甲育阴潜阳；黄柏、知母滋阴清热。

脾肾阳虚型

主要证候：月经紊乱，量多色淡，神情淡漠，懒言短气，畏寒怕冷，腰背尤甚，胃纳不佳，大便溏薄，小便清长，面色㿠白。

治疗法则：温补脾肾，填精充髓。

方药举例：理中丸（《伤寒论》）、合右归丸（《景岳全书》）加减。

人参、白术、干姜、甘草、熟地黄、山药、山茱萸、枸杞子、鹿角胶、菟丝子、杜仲、补骨脂、淫羊藿、巴戟天、肉豆蔻。

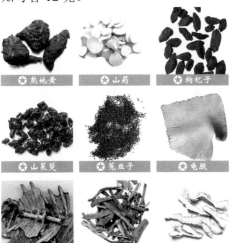

★熟地黄 　★山药 　★枸杞子
★山茱萸 　★菟丝子 　★龟胶
★鳖甲 　★黄柏 　★知母

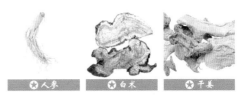

★人参 　★白术 　★干姜

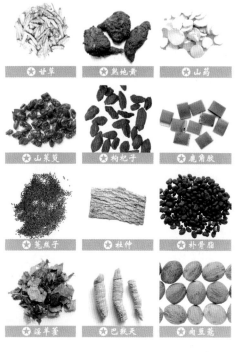

☆甘草　☆熟地黄　☆山药
☆山茱萸　☆枸杞子　☆鹿角胶
☆菟丝子　☆杜仲　☆补骨脂
☆淫羊藿　☆巴戟天　☆肉豆蔻

人参、茯苓、玄参、丹参、桔梗、远志各15克，当归、五味子、麦冬、天冬、柏子仁、酸枣仁各30克，生地黄120克。

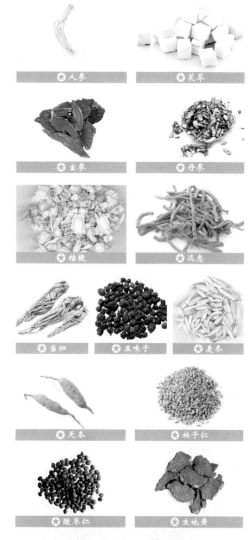

☆人参　☆茯苓
☆玄参　☆丹参
☆桔梗　☆远志
☆当归　☆五味子　☆麦冬
☆天冬　☆柏子仁
☆酸枣仁　☆生地黄

水煎服。

　　方中鹿角胶、补骨脂、淫羊藿、巴戟天温肾助阳；熟地黄、山药、山茱萸、枸杞子、菟丝子、杜仲滋肾填精；人参、白术、甘草健脾益气；干姜、肉豆蔻温脾止泻。

心肾不交型

　　主要证候：心烦不寐、多梦易惊、怔忡不安、记忆力差、口干咽燥、头晕耳鸣、潮热汗出、舌红苔少、脉沉细数。

　　治疗法则：交通心肾。

　　方药举例：天王补心丹（《校注妇人良方》）加减。

　　每服6～9克，水煎服。

　　方中生地黄、天冬、麦冬、玄参滋补心阴，人参、茯苓、五味子、当归益气养血，柏子仁、酸枣仁、远志、丹参养心安神。

按摩疗法

按揉神庭穴

【定位】位于头部，前发际正中直上 0.5 寸。

【按摩】用拇指指腹按揉该穴，每次 1～3 分钟。

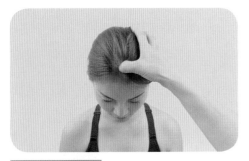

按揉百会穴

【定位】位于头部，头顶正中心。

【按摩】用拇指按压百会穴约 30 秒，沿顺时针方向按揉约 1 分钟，然后沿逆时针方向按揉约 1 分钟。

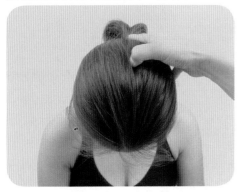

点揉四神聪穴

【定位】位于头顶正中线与两耳尖连线的交叉处，然后前、后、左、右各旁开 1 寸取穴。

【按摩】用双手的食指和中指分别对准四神聪穴，持续点揉约 2 分钟，以局部出现酸、麻、胀感觉为佳。

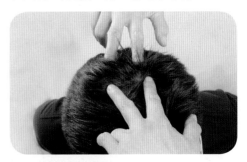

按揉三阴交穴

【定位】位于小腿内侧，当足内踝尖上 3 寸，胫骨内侧缘后方。

【按摩】用拇指按顺时针方向按揉三阴交穴约 2 分钟，然后按逆时针方向按揉约 2 分钟。

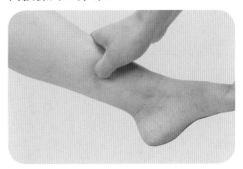

专家指点

肝肾阴虚型加关元、肾俞、命门、照海；脾肾阳虚型加足三里、肾俞、命门、关元俞；心肾不交型加关元、心俞、内关、神门。

刮痧疗法

刮拭劳宫穴

【定位】位于掌区，横平第3掌指关节近端，第2、第3掌骨之间偏于第3掌骨。

【刮痧】用角刮法从上到下刮拭劳宫穴3～5分钟，隔天1次。

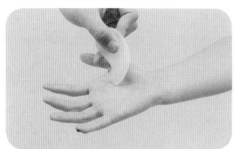

刮拭三阴交穴

【定位】位于小腿内侧，当足内踝尖上3寸，胫骨内侧缘后方。

【刮痧】用角刮法从上到下刮拭三阴交穴3～5分钟，隔天1次。

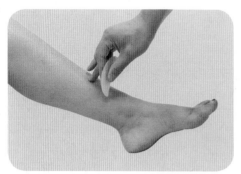

刮拭神门穴

【定位】位于腕前区，腕掌侧远端横纹尺侧端，尺侧腕屈肌腱的桡侧缘。

【刮痧】用角刮法从上到下刮拭神门穴3～5分钟，隔天1次。

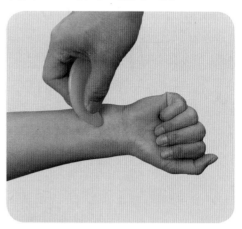

刮拭肾俞穴

【定位】位于腰部，当第2腰椎棘突下，旁开1.5寸。

【刮痧】用面刮法从上到下刮拭肾俞穴，以出痧为度，隔天1次。

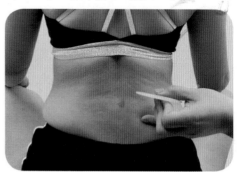

专家指点

失眠多梦加内关；潮热盗汗加复溜；腰膝酸软加命门。